AF797620

Éthique et imagerie médicale

Francis Weill

Éthique et imagerie médicale

L'Harmattan

Du même auteur

Juifs et Chrétiens. Requiem pour un divorce. Un regard juif sur le schisme judéo-chrétien antique et les relations judéo-chrétiennes d'aujourd'hui, L'Harmattan, Paris, 2001.
Lettre à un ami chrétien propalestinien, Éd. du Cosmogone, Lyon, 2003.
D'Abraham à Hitler : histoire d'une famille juive alsacienne et de ses racines, racontée à une petite québécoise, L'Harmattan, Paris, 2005.
Lettre sur l'antisémitisme. Autopsie des mythes de la haine, Éd. du Cosmogone, Lyon, 2005.
L'éthique Juive en dix paroles. Une anthologie - un choulran arouk de l'éthique, Éd. MJR, Genève, 2006.
Contes juifs, L'Harmattan, Paris, 2008.
Dictionnaire alphabétique des sourates et versets du Coran, L'Harmattan, Paris, 2009.
Dictionnaire alphabétique des versets des Psaumes, L'Harmattan, Paris, 2011.
Dictionnaire alphabétique des versets du prophète Isaïe, L'Harmattan, Paris, 2012.
L'Intégrisme, le comprendre pour mieux le combattre, L'Harmattan, Paris, 2012.
Chrétiens et juifs, juifs et chrétiens : l'inéluctable fraternité, L'Harmattan, Paris, 2013.
Dictionnaire alphabétique des douze derniers Prophètes, à paraître.

Mise en pages : Paul Royer

5-7, rue de l'Ecole-Polytechnique, 75005 Paris

http://www.harmattan.fr
diffusion.harmattan@wanadoo.fr
harmattan1@wanadoo.fr

ISBN : 978-2-343-01663-4
EAN : 9782343016634

Sommaire

Avant-Propos 7

Introduction 13

I. L'Éthique des relations 17

L'éthique des rapports de l'imageur avec son patient 17

La compétence 17
La spécialisation 20
L'imagerie interventionnelle 21
Spécialisation et sous-spécialisation 23
Les salles d'attente 26
L'héritage de 1968 28
L'examen d'imagerie : avant, pendant et après 30
Les résultats : faut-il tout dire d'emblée ? 31
Alors, face à son patient, que faire, que dire ? 36
L'échographie comme test génétique 39
L'imagerie devant les tribunaux 41

L'irradiation 41
Les accidents instrumentaux 42
L'injection intravasculaire de substances chimiques 43
La « perte de chance » 44
L'échographie obstétricale 45

Les relations avec le corps médical 46

Les relations avec les autres membres de l'équipe 48

L'organisation d'un service 48
Des chefs de service 49
Des syndicats et des syndicalistes 53
Des voiles et des voilées 55

II. La pertinence des examens **59**

Un tri 59

De l'inutilité des examens utiles : l'acharnement thérapeutique 59

De l'utilité des examens inutiles 60

Des activités marginales 64

L'IVG 64
La Psychiatrie 65

III. Les dangers de l'irradiation 67
De l'irradiation en général 67
L'absence de « permis d'irradier » 70
Curiethérapie et radiothérapie 72
Le radiodiagnostic 78
IV. Origine des carences : l'organisation hospitalière 81
Le temps partiel 81
L'organisation hospitalière 84
Le prix de journée 84
Le filtrage des malades : public et privé 86
La création d'un CHU, oeuvre de santé publique 86
Les causes des déficits chroniques 88
Des choix dramatiques à venir 89
L'absence de planification cohérente 90
V. La recherche 95
Un peu d'histoire 95
La réglementation de la recherche 100
La « recherchite » et la désorganisation médicale 102
Les conclusions du prophète Isaïe 109
VI. Les relations avec les administrations 111
La centralisation 111
De la construction hospitalière 113
Déplorables antinomies 120
La thermographie 121
VII. L'imagerie et l'argent 127
Les honoraires 127
La dichotomie 131
La corruption : les relations avec les fournisseurs 133
VIII. Conclusion éthique et magique 145

Avant-propos

« Ne respirez plus »! C'est l'ordre donné au patient par tous les acteurs du monde de l'imagerie médicale avant la prise d'une image instantanée; sinon la danse respiratoire des organes internes engendrerait un flou dommageable à la précision du diagnostic. Notre société est composite. J'ai donc appris, avec tous mes collègues et tous mes collaborateurs, à donner cette recommandation dans un grand nombre de langues. Oui, une recommandation plutôt qu'un ordre: un médecin a-t-il le droit de donner un ordre à son patient? Nous voici, grâce à un premier souvenir, parfaitement trivial, au cœur du sujet de ce petit livre: l'éthique médicale en imagerie.

C'est seulement après avoir achevé l'essentiel de ce manuscrit que j'ai rédigé les quelques paragraphes qui suivent.

En effet, ce qui devait être une réflexion éthique générale s'est transformé sous l'effet d'un flux montant de souvenirs: en écrivant, j'ai progressivement assisté à une personnalisation de mon propos; si bien que ce livre est devenu un recueil de mémoires professionnels; ses éléments mémoriels sont cependant empreints d'expériences et de considérations éthiques.

Il se trouve que mon orientation vers l'imagerie a des racines éthiques. Tout me destinait en effet à une carrière en médecine interne: c'était ma première vocation médicale d'abord ; et mes antécédents familiaux m'y inclinaient, dans le sillage de mon père et d'un de mes oncles.

En octobre 1956, à l'issue du concours d'internat, j'ai donc choisi un poste à la clinique médicale A des Hospices civils de Strasbourg (le terme de CHU n'est apparu qu'en 1958, dans la loi Debré).

Pour le semestre d'été, mon patron me confia le pavillon des maladies infectieuses. Mais les rougeoles, les typhoïdes et les scarlatines attendues ne furent pas au rendez-vous : à l'été de 1957 se déclara une terrible épidémie de poliomyélite. Ce fut la dernière en France : peu après le vaccin du Pr Salk devint disponible.

Je me trouvai donc en première ligne devant une situation difficile. J'y fis face avec mon chef de clinique, un médecin plus âgé, très expérimenté, très compétent, qui à son heure deviendrait un professeur de médecine de renom. Hélas ! Au bout de quelques jours il partit en vacances, après m'avoir enseigné le maniement de nos deux machines d'assistance respiratoire. Il ne fut pas vraiment remplacé ; et je me retrouvai seul, avec une immense responsabilité.

Oui, vous avez bien lu : un interne de première année se retrouvait seul, en charge d'une épidémie de maladie grave, souvent invalidante, parfois mortelle. Les malades affluaient de partout, même des grands hôpitaux de la région, débordés. Mon pavillon ne comportait qu'une vingtaine de lits. Avec des infirmières dévouées je dus installer des patients sur des matelas posés sur le sol. Nombreux furent les cas de paralysie. Il y eut des décès – j'espère que mon inexpérience n'en fut pas responsable.

Mon patron visitait mes malades deux fois par semaine. Là s'arrêtait son soutien ; pourtant, lors des réunions médicales organisées tous les jours en tout début de matinée, je le tenais au courant de mes difficultés. Avec le recul son insouciance m'apparaît coupable. Il eût fallu réaffecter une vingtaine de lits prélevés sur le capital d'hospitalisation de sa grande clinique, qui comptait plus de deux cents lits sur plusieurs étages ; et une réquisition de médecins n'eût pas été déraisonnable.

L'épidémie s'arrêta d'elle-même. Sa fin mit un terme à mes fonctions de « médecin des épidémies » – c'est le terme officiel. Mais ces fonctions me laissèrent épuisé, moralement et physiquement – en fait en pleine révolte ; ce sentiment fut conforté par la réception d'un questionnaire émanant d'un plumitif de l'épidémiologie attaché à la direction départementale de la santé. Il voulait savoir si mes patients avaient consommé des agrumes avant de tomber malades. S'imaginer que dans l'urgence d'une détresse respiratoire on pouvait se livrer à une enquête diététique témoignait d'une ignorance absolue de ce qu'était une épidémie de poliomyélite. Je répondis en suggérant d'interroger Saint Pierre. Ce ne fut pas bien vu.

Au cours de ces quelques semaines j'avais éprouvé jusqu'au fond la grande détresse hospitalière qu'entraîne la disparité entre les devoirs du médecin et les moyens qui lui sont alloués pour y répondre. Parmi ces devoirs, le premier, j'y reviendrai, est la compétence ; or je n'étais certainement pas un infectiologue aguerri, bien que mon expérience médicale fût loin d'être nulle. Cette expérience difficile constituait une première incitation à ne pas poursuivre dans cette voie.

Une seconde incitation ne devait pas tarder.

J'étais de garde. Déjà à l'époque, l'interne de service passait souvent autant de temps à chercher des lits pour hospitaliser ses admissions qu'à délivrer des soins. Le soir déjà l'unité d'admission était complètement engorgée ; la situation devenait difficile pour l'interne ; elle était plus qu'inconfortable pour les patients en hébergement provisoire sur des brancards. Au milieu de la nuit une infirmière me téléphona pour m'annoncer qu'un patient des étages était décédé. J'en fus heureux : enfin un lit ! Cet état de satisfaction dura une demi-seconde, avant que je réalise combien cette réaction était horrible, inadmissible, en contradiction avec tous les principes éthiques qui avaient guidé ma vocation médicale. Dans l'instant je décidai de ne plus poursuivre dans une discipline dont les conditions d'exercice me projetaient hors du domaine de l'éthique.

Je choisis donc une discipline sans hospitalisation, la radiologie – ce en quoi je me trompais : à l'époque la radiologie c'était aussi la radiothérapie, qui supposait parfois une hospitalisation ; j'en avais d'ailleurs l'expérience puisque, avant le concours, j'avais passé un semestre en radiothérapie comme interne provisoire.

Je choisis donc, pour l'année suivante, le service de « radiologie centrale », un service de radiodiagnostic.

À Strasbourg, ce choix fut ressenti comme un crime de lèse-majesté à l'égard de la noble institution de l'internat : celle-ci devait conduire exclusivement à la médecine ou à la chirurgie. On me le fit sentir. Jusqu'ici aucun interne titulaire, et, pire encore, aucun major de promotion, ne s'était ainsi abaissé : qu'était un radiologue, sinon une sorte de photographe, un roturier de la médecine ! Il fallut créer pour l'interne dissident le premier poste d'interne en radiologie de l'établissement. En fait je ne quittai pas entièrement la médecine interne : pendant toutes mes années de formation en radiologie, j'assurai lors de toutes ses absences le remplacement de mon père. Cette expérience complémentaire me fut précieuse.

J'abordai donc la radiologie. Je me souviens dans ses détails de ma première matinée dans ma nouvelle affectation. Je regardai derrière l'épaule d'un aîné, dans l'obscurité, la fluorescence d'un écran de radioscopie pendant qu'un patient déglutissait de la bouillie barytée. Ce fut une expérience extraordinaire : l'être humain tel que je le connaissais de l'extérieur avait disparu ; je pénétrais dans l'intimité de son thorax ; je voyais la partie la plus profonde de son médiastin. J'entrais ce jour dans le royaume de l'anatomie secrète – et je sus que j'avais trouvé ma voie.

Aujourd'hui l'imagerie médicale est si prestigieuse que ce sont les premiers classés au concours qui la choisissent. Je suis heureux d'avoir un peu contribué à cette promotion de ma discipline.

Introduction

L'imagerie médicale, la radiologie de mes débuts, l'« électro-radiologie » de nos aînés, qui n'utilisaient que les rayons X, est une discipline médicale à part entière ; en tant que telle elle est régie, comme les autres disciplines de la médecine, par l'éthique : éthique des relations avec le malade ; éthique des relations avec les acteurs des autres champs de la médecine ; éthique des relations avec la société représentée par les administrations de tutelle.

Ce sont les trois directions que nous allons explorer, en fondant notre analyse sur une expérience personnelle que je crois particulièrement riche : j'ai commencé ma carrière, je l'ai relaté, en médecine interne ; une fois diplômé, j'ai exercé mon métier d'imageur d'abord en cabinet de ville ainsi que dans une petite unité spécialisée (en radiologie ORL) du CHU de Strasbourg. Puis j'ai abordé une nouvelle étape au CHU de Besançon, avec des responsabilités d'enseignant, de chercheur et de chef de service ; en même temps j'ai exercé les fonctions de président de commission médicale de CHU pendant près de quinze ans ; j'ai représenté les médecins du CHR et U au conseil d'administration de l'établissement pendant près de vingt-cinq ans ; ces fonctions placent le médecin au cœur des problèmes de fonctionnement et d'équipement d'un l'hôpital : un président de commission médicale, un délégué des médecins au conseil d'administration prend une part active à tous les projets d'amélioration ou d'extension de leur établissement. C'est bien pourquoi j'avais brigué ces fonctions devant mes électeurs : j'avais été le témoin de trop d'imperfections pour ne pas souhaiter participer à l'émergence d'un hôpital plus efficace.

Ces fonctions permettent d'acquérir une connaissance intime des relations des médecins entre eux ; mais aussi des relations des médecins avec le corps administratif, local et national. L'assemblée (ou conférence) des présidents de commission médicale de CHU se réunissait en effet une fois par mois au ministère de la santé. Elle nouait donc des relations suivies avec son ministre, ses proches collaborateurs et la haute administration.

J'ai eu le privilège d'exercer pendant une période sans équivalent dans l'histoire de la médecine : elle nous a fait passer de la radiologie balbutiante du Pr Roentgen à l'imagerie médicale moderne, qu'ont construite en association, en quelques années, l'échographie, la scanographie ou tomodensitométrie, et enfin la résonance magnétique nucléaire, ces deux dernières techniques réclamant des investissements considérables. Cette évolution technique a exigé de ses acteurs une ouverture, une disponibilité et une souplesse intellectuelle exceptionnelles : celui qui n'était pas prêt à changer sa façon de penser de façon répétée était laissé au bord de la route – et ses patients avec lui. Rien qu'en échographie, les images assez grossières des débuts se sont affinées par sauts successifs ; le doppler, le doppler en couleur, le 3D [1] n'ont cessé d'exiger une adaptation.

À cette expérience sur le terrain propre de mon activité médicale s'est associé le privilège d'enseigner partout dans le monde mon domaine de pointe. J'ai noué des contacts très riches sur tous les continents ; ils ont permis à mon équipe une confrontation permanente avec les expériences étrangères.

Partout, et c'est compréhensible, les tutelles administratives ont eu du mal à s'adapter à cette évolution incessante, répétitive, incrémentielle.

Enfin j'ai consacré ma retraite à l'étude, et publié un livre d'éthique, en partie consacré à l'éthique médicale [2]. Cela m'a valu de siéger dans deux comités d'éthique médicale : celui du CHU et celui de l'Hôpital psychiatrique départemental, tandis que pendant deux ans j'ai participé à l'élaboration du nouvel « espace éthique régional ».

L'auteur est âgé. Ses souvenirs sont lointains. Bien entendu, tout ce qu'il rapporte est noyé dans les brumes d'un inéluctable ralentissement cognitif. Il convient donc de considérer tout ce qu'il va rapporter, et notamment ses souvenirs de manquements éthiques, comme flous, entachés d'erreur, et tenant du roman plutôt que de la description sociologique, historique et scientifique. Ainsi soit-il.

---

[1] Doppler : technique permettant d'analyser la vitesse du flux sanguin ; les courbes de vélocité du début ont été remplacées par des images anatomiques et physiologiques du flux sanguin en couleur. 3D : imagerie tridimensionnelle.

[2] *L'éthique juive en dix paroles*, Éd. MJR, Genève 2006.

I
L'éthique des relations

L'éthique des rapports de l'imageur avec son patient

Oui, *son* patient ; car si le patient est d'abord celui du médecin traitant, dès lors qu'il se confie à l'imageur se noue une relation de pleine responsabilité.

La compétence

La première de ces responsabilités est la compétence. Nous l'avons dit, l'évolution des techniques réclame une adaptation permanente, et cette adaptation repose, chaque fois que le monde technique change, sur l'étude : au cours de ces dernières décennies, plus que jamais, le médecin a dû s'astreindre à être un étudiant permanent.

La radiologie classique voit à travers l'enveloppe charnelle, mais elle suit la même direction que le regard. Entre une photographie et une radiographie du thorax, l'orientation directionnelle ne change pas. Le caractère original du procédé créé par Roengen il y a plus d'un siècle est l'apparition du squelette sur les écrans et les films ; il s'y est ajouté des images de viscères : silhouettes du cœur, du contenu anatomique des poumons, contours d'autres organes, bulles gazeuses délimitant l'estomac ou l'intestin. Les radiologues ont vécu dans ce schéma directionnel depuis les origines, même lorsque l'amplificateur de brillance est venu bouleverser leur vie professionnelle : cet appareil électronique a transféré l'image de l'écran de radioscopie, dont la faible fluorescence était observée dans l'obscurité absolue, vers un écran de télévision, en pleine brillance et en plein jour. Les débuts de ma vie professionnelle ont commencé sous la protection de lunettes de soleil très foncées ; au point qu'un de mes collègues avait pris l'habitude de saluer ses patients d'un « bonsoir » poli en pleine matinée ! Quelle libération que l'abandon de ces accessoires optiques !

Oui, à cette époque, qui parlait d'imagerie évoquait la magie d'une vision à travers la peau, mais bien dans la même direction que le regard, comme lorsque Roentgen, en 1895, découvrit pour la première fois l'image des os d'une main.

Au contraire, l'imagerie moderne, qui n'est plus exclusivement tributaire des rayons X, recourt, de l'échographie à l'IRM, à des sections anatomiques en tranches parallèles. Beaucoup de ces tranches sont axiales, c'est-à-dire qu'elles représentent le corps coupé comme le serait un saucisson. Cette représentation a constitué pour ma génération une véritable révolution conceptuelle, dans laquelle sont nés les plus jeunes ; mais eux aussi auront à changer un jour leurs habitudes intellectuelles ; le renouvellement scientifique permanent, qui est celui de notre époque, les y condamnera tôt ou tard. La souplesse intellectuelle et l'appétit du neuf raisonné sont un devoir – un devoir éthique à l'égard du patient.

Oui, éthique : l'échographie, par exemple, a rendu obsolètes, en quelques années, les autres méthodes de diagnostic de la lithiase vésiculaire. Cela a été tout bénéfice pour le patient : il n'était désormais plus exposé à l'irradiation ni aux effets secondaires des produits opacifiants. Mais, dans certains pays européens l'échographie était moins rémunératrice que la cholécystographie classique. Des radiologues ont donc continué à l'utiliser, bien qu'elle apportât, en cas de non fonctionnement de la vésicule, moins de renseignements. Ou bien, pour des raisons purement financières, ils ont pratiqué pendant des années, de façon scandaleuse, les deux examens l'un après l'autre. C'était un manquement à l'égard du patient – et un manquement envers la société. L'adaptation aux progrès scientifiques est bien un devoir éthique envers le patient.

Nous le disions, cette adaptation a reposé non seulement sur la souplesse intellectuelle, mais aussi sur l'étude. Il a fallu réapprendre l'anatomie, en construisant l'intimité de chaque organe et de chaque vaisseau selon ces représentations en coupe peu utilisées auparavant. Il a fallu apprendre un minimum de physique des ultrasons, se familiariser avec la physique de la numérisation, approfondir le miracle algorithmique de l'image scanographique, explorer la physique de la résonance magnétique.

Pourquoi tant d'efforts, tant de changements ? À cause des limites et les échecs de la radiologie classique. Cette dernière permettait d'obtenir des images précises de lésions squelettiques ou d'anomalies pulmonaires. Mais ailleurs dans le corps, la plupart du temps les rayons X ne permettaient de construire que des images *indirectes* : des empreintes ou des déformations périphériques d'organes opacifiés. Cette radiologie « indirecte » réclamait des procédures souvent lourdes, comme l'artériographie, sans aboutir forcément à des résultats déterminants. Au contraire, l'imagerie en coupe, échographie, scanograhie, résonance magnétique, chacune avec ses caractéristiques propres, est capable de montrer directement une lésion et son extension : c'est là un immense progrès, aboutissant à des diagnostics plus sûrs et plus rapides.

Dans le même temps il a fallu apprendre à manipuler des cathéters pour les faire progresser le long des vaisseaux vers les organes internes, de façon à en opacifier la structure intime. Et les plus habiles sont parvenus à réaliser, grâce à ces cathéters, de minutieuses interventions en profondeur, celle de l'« imagerie interventionnelle ». Pour d'autres interventions, ces magiciens ont utilisé l'aiguille, pour aborder les organes à l'aide d'un guidage échographique ou scanographique ; ils ont ainsi prélevé des tissus, consolidé des os, soulagé la douleur – et même détruit des tumeurs. Maîtrisée aussi par les cardiologues, cette imagerie interventionnelle est devenue la base du traitement des coronopathies [3].

Ceux qui se sont lancés dans les nouvelles techniques sans consentir aux efforts réclamés par l'acquisition d'un savoir nouveau ont abusé la confiance de leurs patients et compromis, par des diagnostics erronés, leurs chances de guérison.

La spécialisation

Bien entendu, les nouvelles générations ont appris à maîtriser tous ces domaines évolutifs au cours même de leur formation. Mais ils ont encore à dominer deux obstacles : la nécessité de mises à jour permanentes d'abord, car rien, en médecine n'est statique ; le choix du meilleur mode d'exercice ensuite.

[3] Coronopathies : maladies des artères coronaires, les artères nourricières du muscle cardiaque ; leur thrombose est à l'origine des infarctus du myocarde.

Peut-on, même en faisant des efforts, tout maîtriser ? Inversement, serait-il raisonnable de s'enfermer dans une spécialisation étroite, hyperfocalisée ?

Quand j'étais interne, le seul mode scientifique d'exploration des ganglions lymphatiques était la lymphographie. La dissection délicate d'un canal lymphatique d'une extrémité de membre permettait d'y insérer une minuscule aiguille par laquelle un produit de contraste huileux iodé, le lipiodol, était injecté à l'aide d'une seringue mécanique de haute pression. Envoyé par mon patron profiter de l'expérience d'un service spécialisé, je lui rendis compte de ma visite ; je lui expliquai que le confrère que j'avais vu opérer avait la lymphographie (que plus personne ne pratique aujourd'hui) pour activité exclusive. Avec son accent du midi, mon patron me répondit :

– Ah oui ? Est-il spécialisé dans le pied droit ou dans le pied gauche ? Cette remarque pleine de bons sens posait le problème des limites de la spécialisation. C'est là une question qui n'est pas entièrement résolue ; pourtant elle sous-tend toute l'éthique de la compétence.

L'imagerie interventionnelle

S'il est un domaine où une grande spécialisation s'impose, c'est bien l'imagerie interventionnelle la plus pointue. Elle réclame d'abord une formation poussée ; mais ensuite, comment l'opérateur conserverait-il son habileté sans réaliser suffisamment d'actes spécialisés tous les jours ? Ce problème s'est posé en chirurgie : on sait qu'un hôpital qui n'accueille pas un nombre suffisant de patients atteints de tumeur cérébrale ne peut entretenir un service de neurochirurgie. Pour chaque spécialisation chirurgicale des chiffres d'activité minimale ont été établis. Le temps est loin ou un unique chirurgien pouvait assurer en sécurité des interventions osseuses complexes en même temps que des interventions abdominales. C'est cette problématique qui conduit à la fermeture, si souvent contestée, de petits établissements. L'hyper-spécialisation ne peut fleurir que dans un bassin suffisant de population. Il y a donc une éthique démographique de l'exercice médical sûr et compétent.

Pour certaines de ses activités, l'imageur interventionnel est donc conduit à s'engager dans une étroite spécialisation, et cette spécialisation doit être acceptée ; on va donc admettre que ce spécialiste ait perdu une partie de sa compétence en médecine générale.

Si j'évoque ce problème c'est en pensant à l'un de mes collègues qui était devenu un véritable magicien, pionnier du traitement des anévrysmes des artères cérébrales par cathétérisme : il montait, à travers troncs, bifurcation et branches artérielles, un cathéter jusqu'à ces poches vasculaires pathologiques. Le cathéter en place, il parvenait à remplir l'anévrysme de fragments de matériel coagulant ; l'anévrysme se thrombosait si bien que tout risque de rupture disparaissait : miraculeuse guérison d'une lésion cérébrale sans intervention chirurgicale. Cette procédure est devenue courante.

La notoriété de mon collègue devint telle qu'un grand service américain lui offrit une poste. Mais, pour exercer aux USA il faut être titulaire d'un diplôme américain. Formalité ? Pas du tout : on demandait à cet imageur ultra-spécialisé de satisfaire à des épreuves de médecine générale : il lui fallait apprendre à nouveau, quinze ou vingt ans après ses études médicales, les finesses de l'anatomie de la prostate et les symptômes de la bronchiolite du nourrisson. Il s'y employa quelques mois puis, découragé, sagement revint en France où il put former des élèves. La rigidité de la réglementation américaine avait privé bien des malades américains d'une compétence particulière.

Spécialisation et sous-spécialisation

Et nous en revenons à notre question initiale : peut-on tout maîtriser à l'heure actuelle ? La réponse ne peut être que négative. Mais pour maîtriser au moins un domaine important, faut-il une spécialisation selon l'organe ou une spécialisation selon la technique ?

Il y a eu, au début de l'avènement des techniques nouvelles, une tendance à la spécialisation technique. Elle permettait à des professionnels bien entraînés d'exploiter toutes les finesses de leurs appareillages – mais avec tous les inconvénients d'un tel cloisonnement : tel patient, dont le problème eut été réglé rapidement par une simple échographie se voyait imposer les délais et l'irradiation d'une scanographie. Et tel autre, dont seul la scanographie était à même de reconnaître la lésion, était soumis à une échographie inutile. Les protocoles d'examens se sont automatisés et on en vient plutôt, à l'heure actuelle, à une spécialisation par organe, ou plutôt par domaine : celui des viscères mous (poumons, contenu abdominal), celui des os et des articulations, celui de la neuroradiologie, celui de l'imagerie interventionnelle, avec bien sûr d'inévitables chevauchements. La plupart des examens cérébraux par scanner ou IRM sont finalement réalisés par des imageurs « multi-cartes ». Une spécialisation selon l'âge s'est aussi révélée nécessaire : la radiopédiatrie est devenue une sous-spécialité autonome.

Cette répartition des compétences ne peut être efficace que dans le cadre d'un exercice en équipe, qu'il soit privé ou public : cet exercice en équipe permet la convergence de compétences diverses, dont certaines très spécialisées. Le poids de la répartition géographique, les circonstances de carrière sont parfois un obstacle à la disparition de l'exercice isolé. Ses inconvénients peuvent être palliés, en partie du moins, par le développement du télédiagnostic.

Car finalement, si devenir spécialiste du pied droit est ridicule, ne vaut-il pas mieux, si l'on souffre du pied, avoir affaire à un spécialiste du pied et de l'appareil locomoteur plutôt qu'à un urologue ? Oui et non, c'est là la complexité de la médecine : l'affection du pied peut relever de la diabétologie, donc de la médecine interne !

À propos de la compétence spécialisée me revient le souvenir d'une triste histoire médicale que m'avait racontée un confrère américain qui l'avait vécue de très près : un très grand de ce monde, réfugié aux USA après avoir été chassé de son propre pays par un coup d'état, était gravement malade. Il souffrait d'un lymphome (cancer du système lymphatique) ; la maladie se manifestait, entre autres, par une hypertrophie considérable, douloureuse, de la rate. Comme c'était un grand personnage, son entourage exigea un traitement spécial : il lui fallait une sommité médicale. En vertu de quoi il alla consulter un éminent professeur de chirurgie cardiaque, connu dans le monde entier. En règle, on ne résèque pas la rate dans les lymphomes. Le prince de la chirurgie entreprit pourtant cette opération. Il avait brillamment opéré d'innombrables cœurs. Il n'avait plus touché une rate depuis ses années de formation. Au cours de la résection, en ligaturant les vaisseaux spléniques, il ligatura par erreur la queue du pancréas contre laquelle ces vaisseaux ont le tort de s'appuyer. Cette ligature était un traumatisme viscéral, à l'instar d'une section. Elle déclencha une pancréatite. Qui entraîna un ictère (nom dédié des jaunisses : comme les marins ont une dénomination pour chaque cordage, les médecins ont les leurs). Devant lequel un autre chirurgien entreprit une chirurgie biliaire. Qui fut fatale ! Si ce très grand de ce monde avait consulté un généraliste, puis un hématologue, ou même un interne en fin de formation, une fin prématurée lui eut été épargnée.

Inversement, en dehors de problèmes particulièrement pointus, trop de spécialisation peut nuire. Le meilleur moyen de ne pas trop cloisonner son esprit est de rester avant tout un bon médecin interniste ou généraliste. Les meilleurs des imageurs sont d'abord de bons cliniciens. Je voudrais, pour clore ce sujet, faire état d'une expérience personnelle : comme je le faisais régulièrement au cours de mes sessions de travail d'imagerie, j'étais allé faire le tour de mon service. J'allais dire un mot d'encouragement à ceux et celles qui attendaient sur des brancards. L'une de ces personnes était une jeune fille de 17 ans. Quel examen attendait-elle ? Une urographie, exploration des reins par injection intraveineuse d'un produit de contraste. Pour quelle raison clinique ? Elle me dit qu'elle éprouvait de vives douleurs abdominales gauches, assez haut situées. Et elle m'indiqua que ces douleurs montaient jusque dans l'épaule. L'expérience clinique est qu'une douleur rénale n'irradie pas si haut. Une douleur de l'épaule gauche doit faire envisager une pathologie ou de la plèvre ou de la rate. Mais une pathologie pleurale n'entraîne pas de douleur abdominale. Suspectant une pathologie splénique, je transformais la demande d'urographie en échographie abdominale. Au premier coup d'œil je découvris une rate hypertrophiée, siège d'un hématome en pré-rupture. La patiente fut rapidement réorientée. Cette fois il fallait enlever la rate, et en urgence : l'intervention confirma la rupture en cours. Les douleurs aiguës de cette rupture spontanée avaient constitué le premier signe clinique du lymphome. Sans cet abord clinique de la situation la rupture se serait sans doute consommée dans un tableau de grande urgence.

Avant, pendant et après tout acte d'imagerie, l'expérience clinique, indispensable, doit intervenir. Elle seule permet de pas être réduit au rôle d'acteur virtuel : un fantôme des images, un spectre enfermé dans une enveloppe, celle du compte rendu d'examen.

Les salles d'attente

Souvent, ce que retient le consultant de son examen, ce n'est pas sa qualité – comment d'ailleurs en jugerait-il ? Ce qu'il retient c'est l'attente, dès lors qu'elle s'est prolongée.

Gérer l'afflux programmé des patients vers les différents points d'activité d'un service d'imagerie, qu'il soit privé ou public, réclame bien sûr une salle d'attente. L'éthique de l'accueil réclame de l'imageur qu'il considère ce lieu, non comme étranger à son activité, mais comme un point parmi d'autres de son service, au même titre qu'une salle d'examen.

Ceci signifie qu'il doit participer, en amont, à la programmation des examens.

Ceci implique aussi que l'imageur, loin d'éviter ce lieu qui parfois devient un foyer de contestation, doit, au contraire, s'y montrer pour suivre le flux de ses patients ; il lui appartient de s'inquiéter de toute stagnation indue ; s'il y a lieu, il doit l'expliquer et la réduire.

J'ai parlé de stagnation : attendre dix ou quinze minutes est normal. Attendre plus de trente minutes, sauf exception liée par exemple à la prise en charge d'une urgence, ne l'est plus. Encore faut-il apprendre à inclure les urgences dans un programme. Lorsque l'examen est programmé, attendre plus de quarante minutes est intolérable : une telle attente traduit du mépris pour le patient et une incompétence dans la maîtrise de l'activité.

J'ai connu un service qui programmait systématiquement 20 % d'examens de plus qu'il n'était humainement possible d'en réaliser. Il en résultait des attentes prolongées et un stress continu pour les patients comme pour l'équipe tout entière : ce n'était plus un service médical, mais un chaudron en ébullition permanente, où l'éthique avait éclaté avec les bulles.

Il ne faut cependant pas méconnaître que, dans les hôpitaux, une partie de la gestion des attentes échappe aux services d'imagerie : la ponctualité aux rendez-vous, le retour vers les services d'hospitalisation est tributaire de la disponibilité du personnel de ces services et des unités de brancardage.

Je connais d'autre part, pour l'avoir éprouvée moi-même, la situation d'engorgement des services d'urgence : que mes confrères urgentistes n'imaginent pas que je les accuse d'avoir perdu le sens de l'éthique : non pas eux, mais ceux qui, dans les administrations locales et la tutelle centrale ont laissé se développer ces situations intolérables : l'attente peut durer plusieurs heures, voire plusieurs jours, dans un inconfort extrême, générant pour les patients un sentiment d'abandon renforçant leur souffrance et leur angoisse.

Or la solution existe : puisque les patients en quête de secours médical ne vont plus, ou ne peuvent plus aller chez leurs généralistes de ville, il faut, comme dans d'autres pays, établir dans les hôpitaux, en amont des services d'urgence, un cabinet de plusieurs généralistes accessibles en permanence, une sorte de centre 15 matérialisé. Cette structure serait capable, mieux qu'une infirmière de tri, de filtrer les véritables urgences et de prendre en charge la plupart des consultants pour désengorger le service dédié. Il n'est pas d'obstacle administratif ou financier à un tel projet qui ne puisse être résolu. La logique, l'efficacité et l'éthique l'exigent.

L'héritage de 1968

La logique et l'éthique ne feront cependant pas disparaître toutes les difficultés. Celles-ci sont en effet enracinées dans la profondeur de notre société. Qu'on me permette à ce propos une brève analyse. Et d'abord ce rappel : l'instauration irréfléchie des trente-cinq heures a poignardé les hôpitaux dans le dos. La plaie n'est pas encore cicatrisée. Le déficit en personnel induit par cette réforme n'a jamais été véritablement corrigé : il pèse aujourd'hui encore sur le fonctionnement de l'ensemble des services et plus encore sur les services d'urgence.

D'autre part l'indiscipline souvent agressive des patients à laquelle sont confrontés tous les corps professionnels des services d'admission n'est autre qu'un reflet lointain de la comédie de 1968. Les événements de 1968, que j'ai vécus avec un sentiment de révolte, ont été un festival d'infantilisation et de démission. On a vu une génération presque entière plonger avec délices dans une régression au stade anal. C'était sous les applaudissements d'une gauche irresponsable, tandis qu'en face tremblait une droite invertébrée qui découvrait, stupéfiée, son colosse historique dressé sur des pieds d'argile.

Il a été interdit d'interdire – cette nouvelle liberté totale, revendiquée avec tant de véhémence, a d'abord été une légitimation de l'anarchie. Elle a surtout institutionnalisé la liberté d'être stupide. Ce nouveau droit de l'homme n'a pas fini de régner.

Je voudrais ajouter à ce jugement que d'aucuns trouveront sévère un souvenir. Au mois d'avril 1968, quelques semaines seulement avant le début des troubles, Besançon reçut la visite du ministre de l'éducation nationale, Alain Peyrefitte. Le ministre affronta un amphithéâtre bondé. Après un bref discours sur l'avenir de l'Université il demanda si son auditoire (au moins sept cents personnes) avait des questions à lui poser. Un bras se leva, un seul : c'était un chef de travaux qui l'interpellait sur un obscur problème de point indiciaire. Des questions sur l'organisation de l'Université ? Aucune. Sur le statut d'étudiant ? Aucune. Sur les relations avec le corps professoral : aucune. Sur les programmes, le contrôle des connaissances ou les diplômes ? Aucune. Allez comprendre…

Quand la Bourse brûla, quand les professeurs affolés se réunirent, je vis débarquer dans mon service le plus âgé de mes collègues, le professeur de physique médicale ; c'était un homme charmant, très vieille France, qui associait un peu du Pr Cosinus et un peu du Pr Tournesol : l'université d'autrefois. Il m'apportait son bien scientifique le plus précieux : un électromètre à feuilles d'or qu'Adam devait avoir à la main quand il fut expulsé du Jardin. Il désirait me le confier : il pensait que les étudiants allaient ravager son laboratoire mais qu'ils auraient un peu plus de respect pour un service hospitalier. Avait-il raison ? En tout cas son électromètre fut épargné.

À la fin des troubles j'adressai une « lettre de lecteur » à un grand magazine hebdomadaire. Tout arrive : elle fut publiée. J'y écrivais, en conclusion de cette triste période, ce que je crois profondément : que le seul droit d'un étudiant est d'étudier, d'étudier et d'étudier encore.

J'entrai un moment au conseil de l'Université nouvelle. Chaque séance commençait par d'interminables discussions sur des sujets capitaux : fallait-il voter ? Et si on votait, serait-ce à main levée ou à bulletins secrets ? Au bout de deux ou trois heures plus personne ne se rappelait le sujet du vote… Je retournai vers mes malades et mes images, plus à l'aise dans les réalités de la médecine que dans les spéculations universitaires d'après 68.

L'examen d'imagerie : avant, pendant et après

Revenons aux patients.

Nous avons quitté le patient sur sa chaise ou son brancard de salle d'attente. Le voici installé pour son examen. C'est l'instant où le médecin doit intervenir, de façon personnalisée : la prise de contact ne peut se limiter à la lecture d'un dossier médical. Il faut voir le patient pour établir avec lui une relation directe ; il faut être à même d'imprimer un visage sur les images corporelles internes.

Cette relation doit se poursuivre pendant les différentes phases des examens. L'imageur doit prendre le temps d'expliquer à son patient les étapes successives des épreuves auxquelles il va être soumis. Et surtout cette relation doit se poursuivre *après* l'examen. Se réfugier dans l'annonce impersonnelle de l'envoi de résultats au médecin traitant c'est abandonner son rôle de médecin et participer à la genèse de l'angoisse.

Oserai-je dire qu'on ne peut être un bon, un vrai médecin si l'on n'a pas été malade soi-même ? Les médecins qui ont eu ce privilège savent que l'angoisse, née dès les premiers symptômes, s'exacerbe dans l'attente des résultats. L'échange avec le patient s'inscrit dans l'éthique.

Ainsi doivent se nouer des relations personnelles : *avant* l'examen il convient, répétons-le, d'en expliquer les modalités et les inconvénients éventuels. Aujourd'hui le patient doit d'ailleurs signer un document attestant que son information est effective et complète.

Pendant l'examen il est indispensable d'en annoncer les phases, la durée, la perspective de son achèvement.

Après l'examen, il faut en annoncer au moins partiellement, les résultats s'ils sont directement accessibles. Ceci suppose qu'au-delà du contact avec le patient s'établisse encore un autre contact : avec son médecin traitant, qui doit savoir ce qui a été expliqué à son malade.

Les résultats : faut-il tout dire d'emblée ?

Non, pour une première raison : c'est que le plus souvent, une fois l'examen terminé, l'imageur lui-même n'en connaît pas toutes les conclusions. Celles-ci reposent sur une phase intellectuelle d'analyse, de comparaison, de confrontation éventuelle avec les résultats d'autres modes d'exploration, ou encore avec des résultats antérieurs ; cette entreprise est facilitée aujourd'hui par les réseaux d'archives numérisées (qui posent des problèmes de confidentialité que nous n'aborderons pas). L'élaboration de conclusions étayées demande du temps et de la réflexion. Ce processus peut être long ; il est le seul qui permette d'extraire toutes les informations du dossier iconographique. Et parfois un rapide examen complémentaire, par exemple une échographie après une scanographie, y contribuera. La plupart du temps il est donc matériellement impossible de tout dire tout de suite sans risque de se tromper.

Mais il faut dire quelque chose, avec humanité et prudence.

La mode actuelle est de tout dire, assez brutalement, en considérant que la vérité totale et absolue fait partie intégrante de l'éthique des relations avec le patient. Mais il faut avoir vécu soi-même le choc d'un diagnostic sévère pour comprendre que c'est là une fausse bonne méthode.

Plutôt que de préconiser d'emblée une approche spécifique, pour autant qu'il puisse en exister une, je voudrais faire état ici de quelques expériences vécues.

La première m'a été relatée par un ORL, Dr R., qui fut l'ORL de mes otites d'enfant. Il soignait un pasteur protestant. Ce dernier suspectait une affection grave. Il tint à son ORL ce discours :

– Docteur, ma vocation religieuse me confronte à la mort presque tous les jours. Ma foi en Dieu est totale. Résigné depuis des années, je suis prêt à tout entendre. Promettez-moi que vous ne me cacherez rien de mon état.

Le Dr R. promit. Il découvrit un cancer de l'hypopharynx (l'arrière-gorge). Il le révéla à son patient. Ce dernier le remercia, rentra chez lui et se suicida d'une balle dans la tête.

Tout jeune médecin j'eus le privilège d'assister parfois en salle d'intervention un des chirurgiens les plus habiles que j'aie jamais vu opérer. C'était un excellent médecin, dont le caractère bourru trahissait une grande timidité. Il devint plus tard professeur de chirurgie cardiaque, et sa compétence spécialisée fut reconnue dans la France entière. Il opéra un jour un enfant de dix ans atteint d'un cancer embryonnaire du rein. Nous sortîmes ensemble de la salle d'opération. Devant l'ascenseur la maman du jeune patient l'attendait. Elle lui demanda :

– Docteur, qu'avez-vous trouvé ?

Réponse laconique :

– Que pouvez-vous imaginer dans son état ? C'est un cancer !!!

La porte de l'ascenseur s'ouvrit. Le chirurgien disparut vers les étages et j'eus juste le temps d'ouvrir les bras pour recueillir la pauvre femme, évanouie, alors qu'elle allait chuter sur le dur carrelage d'hôpital. Je suis persuadé que cette erreur absolue dans les relations entre le médecin et le malade traduisait la révolte de ce chirurgien impuissant face à la mort programmée d'un enfant. Mais c'était aussi une trahison de l'éthique compassionnelle dont le médecin ne doit jamais se départir. Ce chirurgien n'en était pourtant pas dépourvu. J'avais vécu avec lui, une année auparavant, alors que j'étais externe en chirurgie, l'accueil dramatique des nombreuses victimes d'une explosion dans une usine. Nous avions admis nombre de très grands brûlés que rien ne permettait de sauver à l'époque. Je l'avais vu délivrer ses soins avec une grande humanité et user, dans les cas les plus désespérés, d'injections massives de morphine.

Distiller la vérité ou en assommer le patient ? Voici un autre épisode. Bien plus tard, dans mon CHU, j'eus d'excellentes relations avec un jeune chirurgien d'une autre ville, formé dans nos services. Un jour il m'appela au téléphone. Il n'y avait plus trace de courtoisie dans ses propos. Il était en colère. En fait il me passa un savon ; pas une savonnette : un plein carton de ces gros blocs de savon de forme géométrique ! Voici pourquoi :

Il m'avait confié un patient dont les différents examens avaient révélé un cancer profond étendu. Je m'étais entretenu avec ce patient, mais sans être totalement alarmant. Quelques heures plus tard cette personne déboulait dans le cabinet du chirurgien un revolver à la main ; le chirurgien avait eu réellement peur ; il n'avait pas été facile de désarmer l'assassin potentiel – et la victime potentielle me rendait responsable de l'événement. Que s'était-il passé ? Au cours du trajet de retour l'ambulancier s'était arrêté un instant pour acheter des cigarettes. Sitôt seul dans le véhicule, le patient s'était emparé de son dossier placé sur le siège avant et l'avait consulté ; il avait ainsi découvert brutalement tous les détails de sa lésion. Il estimait avoir été trompé par son chirurgien, et voulait se venger. Pour ce patient la vérité était un dû. Mais sa réaction montrait bien qu'il était incapable de la supporter sans accompagnement, sans compassion, sans gradation et sans espérance.

Au début de ma carrière d'imageur j'ai été l'un des derniers médecins à pratiquer à la fois le radiodiagnostic et la radiothérapie, donc la cancérologie. J'ai renoncé à cette activité thérapeutique, pourtant passionnante, quand un cancérologue-radiothérapeute exclusif put être recruté par mon centre hospitalier. Dans le cadre de mon activité cancérologique j'avais été appelé à donner mes soins à un membre de l'administration universitaire qu'en tant que professeur je connaissais bien. Il était victime d'un cancer de la base de la langue, inopérable. Aujourd'hui, si l'on décide de traiter ce type lésion par du matériel radioactif, on a recours à du matériel souple : du fil constitué d'un isotope radioactif, introduit par l'intermédiaire de fins tubes en plastique. À l'époque seules des aiguilles de radium étaient disponibles. L'usage de ces aiguilles était bien codifié par une école britannique de curiethérapie, celle de Manchester. On calculait combien d'aiguilles on installerait dans la lésion, selon telle disposition géométrique, dans tel volume lésionnel, et pour telle durée : l'aiguillage pouvait être laissé en place plusieurs jours.

C'était un traitement efficace : en l'occurrence, nous le verrons, le patient fut guéri ; mais c'était aussi un traitement plus qu'inconfortable, cruel : les aiguilles étaient installées sous anesthésie générale. Mais du réveil à leur ablation, le patient avait une sensation extrêmement pénible d'énorme corps étranger interne. Il n'était évidemment pas question pour lui de manger ou de boire, et parfois il fallait installer une pompe buccale pour aspirer la salive que le patient ne pouvait déglutir sans douleur. Je tentai de n'être pas trop alarmant – mais suffisamment quand même pour justifier un traitement aussi agressif. J'expliquai que l'examen histologique de la lésion était rassurant, sauf pour une minuscule partie du prélèvement où existaient quelques cellules, non pas malades, mais un peu atypiques et donc suspectes. Je procédai à l'implantation. Comme le dit en son temps Ambroise Paré, je soignai le patient et Dieu le guérit. Il mourut plus de vingt ans plus tard d'une tout autre affection. Mais la dernière fois que je le vis, peu avant sa mort, il me dit :

– Jamais vous n'auriez dû me parler de ces cellules suspectes : connaître leur existence m'a pourri la vie depuis plus de vingt ans.

Oui, apprendre que l'on est victime d'une pathologie mettant en jeu sa propre survie, ou celle d'un proche est toujours un choc profond. Il est évidemment vécu différemment selon sa propre sensibilité, son âge, sa situation familiale, ses propres relations avec le fait religieux. Il faut avoir vécu cette situation soi-même pour savoir que les facultés de résistance changent selon le moment du jour et selon l'humeur. On peut faire face à l'adversité le jour et passer ses nuits dans l'angoisse. Et puis les perspectives, et donc les réactions, sont très différentes selon que le processus pathologique s'annonce invalidant ou non, selon que la douleur frappe ou non.

Alors, face à son patient, que faire, que dire ?

D'abord il FAUT dire au moins quelque chose : ne rien dire est aussi angoissant, aussi perturbant qu'assommer sans pitié une vérité. Mais il ne faut pas non plus tout dire sans nuance ; et surtout il ne faut jamais omettre, dans ce qu'on dit, une significative composante d'espoir.

Et ce qu'on va dire, on le dira assis, les yeux dans les yeux. J'ai eu le privilège de lire le manuscrit d'un collègue qui relatait dans un livre son expérience d'une très longue hospitalisation pour une maladie grave. Il avait intitulé son livre : « L'homme debout ». L'homme debout, c'était son médecin, qui n'avait jamais pris le temps de s'asseoir à son chevet ; ses visites avaient été rapides, un court passage près du lit, en station verticale, rarement seul. À titre de comparaison, voici ce que relate à ce propos le Talmud[4] :

« R. Hiya bar Aba était tombé malade. Venu lui rendre visite, R. Yohanan lui demanda : tes souffrances te sont-elles chères ? Non répondit-il, ni ces souffrances, ni la récompense (qu'elles pourraient procurer). *R. Yohanan lui dit : donne-moi ta main. Il la lui tendit, et il fut rétabli. R. Yohanan était tombé malade à son tour. Venu lui rendre visite, R. Hanina lui demanda : tes souffrances te sont-elles chères ? Ni la souffrance, ni la récompense. R. Hanina lui dit : donne-moi ta main. Il la lui tendit et fut rétabli. Pourquoi R. Hanina est-il intervenu ? R. Yohanan aurait pu se guérir lui-même ? Un captif ne se libère pas lui-même de sa prison »* (B. Ber. 5b).

C'est là, en quelques lignes, tout un programme de thérapeutique compassionnelle profondément inscrite dans l'éthique.

Mais attention ! La compassion ne suffit pas. Nous avons tous connu des confrères généralistes peu compétents mais d'une telle gentillesse, d'une telle prestance que leurs salles d'attente étaient encombrées en permanence. On pourrait dire

[4] Les trente-deux volumes de commentaires bibliques rédigés entre environ - 150 et 600, qui constituent la base sapientiale du judaïsme. Rédigé en araméen, le Talmud forme un corpus immense portant sur l'éthique, la psychologie, la philosophie religieuse, le droit civil, le droit religieux et le droit pénal.

à leur propos, en paraphrasant Rabelais [5], que lorsque la conscience s'exerce sans science le corps risque la ruine.

Enfin, répétons-le, un message de vérité ne peut être délivré sans véhiculer aussi de l'espérance.

Mon père, qui était un médecin extraordinaire, aussi bien dans sa prise en charge psychologique que dans sa prise en charge thérapeutique, était passé maître dans cette transfusion d'espoir. Déjà âgé, il donnait ses soins à une de nos amies frappée à plus de 80 ans par un cancer inopérable du pancréas. Il en était venu à soulager ses douleurs par de la morphine ; mais l'état général et les douleurs s'aggravaient. Il lui expliqua que c'était les prémices d'une crise qui prendrait le masque d'une aggravation, mais qu'en réalité elle annonçait une guérison retardée. La patiente était intelligente et cultivée. Elle devait se rendre compte de son état. C'était pourtant le discours qu'elle attendait : elle mourut heureuse, apaisée par l'espoir. Mensonges ? Non, prise en charge psychologique. Messager d'espoir, le mensonge n'est plus mensonge, mais potion curative. Le Talmud, encore lui, rapporte l'histoire de R. Hillel l'ancien qui, participant aux noces d'une fiancée particulièrement laide, chantait avec l'assistance :

– Qu'elle est belle, la fiancée, qu'elle est belle la fiancée !

Ses disciples le prirent à part et lui dirent : Maître ! Tu nous as enseigné qu'il ne faut jamais mentir. Alors ? Et leur maître répondit :

– Est-ce que je mens ? En vérité, ce que je veux dire, c'est : Qu'elle est belle par son intelligence, qu'elle est belle par sa gentillesse ! (Kal. Rab. 10,1, 55a)

---

[5] «Science sans conscience n'est que ruine de l'âme ».

Ainsi sommes-nous loin de l'attitude de communication qu'ont adoptée aujourd'hui bien des cancérologues : ils infligent à leur patient le diagnostic définitif, l'assomment de la gradation savante des progrès du cancer, et l'achèvent par de froides statistiques d'espoir de survie. Ce ne sont plus des médecins, mais des ingénieurs médicaux. Je le sais bien : en essayant de ne pas en être un moi-même, je suis un vieil imbécile – mais j'en suis fier.

Mais ce qu'on dit sur le lent chemin de la prise de conscience et de la vérité, il ne faut pas l'exposer à la contradiction ou au malentendu : comme je l'ai déjà dit, un rapide contact avec le médecin traitant est indispensable, pour partager l'essence du message délivré au patient.

L'empathie parfaite dépend d'abord des dispositions caractérielles de chacun ; mais aussi de l'expérience. Faut-il, pour être un bon médecin, avoir été malade soi-même ? Je le pense, j'ose le répéter. Quand j'étais interne, j'avais pour ami un chirurgien plus âgé de quelques années. À l'âge de 31 ou 32 ans, il dut se soumettre à une intervention chirurgicale qu'il avait lui-même souvent pratiquée sur d'autres. Après trois semaines il me fit cet aveu :

– Jamais je n'aurais cru que ce fût une telle épreuve, et dans l'immédiat et dans la convalescence.

Et cette expérience transforma sa relation avec ses opérés.

L'échographie comme test génétique

C'est là un domaine très particulier.

Dès ses débuts techniques, quand les images échographiques étaient encore assez grossières, il est apparu qu'elles avaient une précision remarquable pour le diagnostic des kystes du rein. L'échographie était capable d'en révéler de minuscules, ce qui, dans l'immense majorité des cas est sans utilité aucune : ces kystes rénaux banaux sont bénins, sans risque pour le fonctionnement de l'organe. Leur découverte n'a guère plus d'importance que celle d'un grain de beauté sur l'épaule. Avec une exception : la maladie polykystique du rein :

c'est une maladie génétique, familiale, dont les formes les plus graves sont mortelles au long cours à moins d'un recours à la dialyse. Les kystes, dans cette maladie sont en effet multiples, et lorsqu'ils grandissent, ils finissent par écraser le tissu rénal, compromettant ainsi son fonctionnement. De plus, leur volume énorme, leur poids peuvent devenir physiquement invalidants.

Nous avons donc vu progressivement accourir les membres des familles de malades atteints de polykystose évolutive : ils voulaient savoir s'ils étaient eux aussi porteurs de kystes, avec toutes les implications personnelles qu'une telle découverte pouvait entraîner : voici qu'une méthode d'imagerie macroscopique était sollicitée à l'instar d'un examen de laboratoire. Nous étions donc confrontés, il y a quarante ans, aux difficultés que rencontrent aujourd'hui les laboratoires réalisant des tests génétiques prédictifs : une réponse positive avait un caractère menaçant puisque qu'il n'existait pas de perspective thérapeutique. La réponse éthique actuelle décourage la pratique de telles investigations, à moins qu'elles ne permettent une forme d'eugénisme. Tout ceci est du ressort des comités d'éthique – mais, étrangement, une réponse était annoncée, il y a deux millénaires par le Talmud : Le prophète Isaïe annonça au roi Ezéchias (- 716/- 687) que le Seigneur avait pris à son égard un édit de mort. Ezéchias pria et fut exaucé : il bénéficierait de quatorze années de sursis. Il demanda au prophète la raison de sa condamnation.

– C'est parce que, lui dit Isaïe, tu n'as pas eu de descendance.

– C'est que, répondit le roi, je n'étais pas sûr que mes enfants auraient des qualités suffisantes.

Et le prophète répondit :

– Qu'as-tu à t'immiscer dans les desseins de D. (B. Ber. 10a) ?

L'imagerie devant les tribunaux

Plusieurs types d'incidents ou d'accidents peuvent conduire à des plaintes, et en particulier :

- les accidents d'irradiation
- les accidents instrumentaux (dont les infections)
- les effets secondaires de substances injectables
- la « perte de chance »

L'irradiation

Elle est très rarement en jeu : les doses utilisées en diagnostic sont très inférieures à celles de la radiothérapie. Mais il y a des appareillages déficients, mais il y a les défauts de surveillance physique, mais il y a les négligences, liées le plus souvent à des carences dans la formation. La surveillance radiologique régulière de certaines lésions, comme celles de la tuberculose pulmonaire, peut entraîner des irradiations cumulatives non négligeables de la peau et du volume surveillé. Les lésions induites sont exceptionnelles et tardives ; elles sont donc très rarement reconnues pour ce qu'elles sont et ne conduisent guère à des plaintes. Je n'ai jamais eu à en traiter comme expert. Mais j'ai eu écho, par un collègue parisien, d'accidents d'irradiation liés à la pratique d'explorations scanographiques crâniennes millimétriques, mettant en jeu des coupes multiples répétitives réalisées par des otologistes sans formation à la radio-protection. Je reviendrai sur ce problème.

Les journaux ont traité plusieurs fois d'accidents d'irradiation survenus dans le service de radiothérapie d'une ville de l'Est. Ils étaient dus à un défaut de réglage qui avait échappé aux mesures de contrôle. Mais les malades se sont plaints pendant des semaines de symptômes cutanés évocateurs qui n'ont jamais été pris en compte. Le défaut technique peut, à mon sens, être compris sinon excusé. Il s'inscrit dans ce qu'on pourrait appeler l'« insécurité de la sécurité ». Mais le défaut de réactivité de l'équipe médicale entière face aux plaintes des malades dont les zones irradiées devenaient rouges et cuisantes est incompréhensible. Je reviendrai sur un principe fondamental de la bonne médecine, qui eût dû être appliqué dans ces circonstances : « Le malade a toujours raison ». A fortiori s'il ne s'agissait pas d'un, mais de plusieurs malades aux plaintes convergentes. Les paroles rassurantes, infondées dans ce cas, ne suffisent pas, au contraire ! Toute plainte, même lorsqu'à première vue elle paraît saugrenue, doit faire l'objet d'une investigation sérieuse.

Les accidents instrumentaux

Ils sont plus fréquents. Tout opérateur sait qu'à partir du moment où il saisit une aiguille un incident ou un accident est possible. Aucun opérateur n'est à l'abri d'une thrombose du vaisseau qu'il a piqué ou cathétérisé. Aucun opérateur n'est à l'abri d'une infection dans le territoire ayant fait l'objet d'une injection ou d'une autre manœuvre instrumentale. Aucun opérateur n'est à l'abri du hasard et de la coïncidence : il m'est arrivé d'être appelé comme radiologue de garde pour réaliser une aortographie pour douleurs thoraciques, alors qu'un électrocardiogramme normal faisait rejeter l'hypothèse d'une pathologie coronarienne. Dans les heures qui avaient suivi l'examen, qui s'était parfaitement déroulé, et qui avait permis d'éliminer une dissection aortique (pour laquelle, évidemment, quelques années plus tard, on aurait eu recours à une scanographie), le patient était décédé – d'un infarctus du myocarde. Il aurait aussi pu mourir *pendant* l'examen qu'on eût vraisemblablement mis en cause !

Même un lavement baryté peut être mortel, en cas de perforation d'une zone colique fragile et d'inondation péritonéale par le mélange de produit de contraste et de matières fécales : il se produit alors une péritonite diffuse, de traitement particulièrement difficile.

L'injection intravasculaire de substances chimiques

La tolérance aux produits de contraste s'est beaucoup améliorée – heureusement, car le nombre d'explorations faisant appel à ces injections s'est multiplié. Pourtant, en matière d'injection iodée, il existe des réactions graves imprévisibles, en général de type allergique, qui peuvent aller du malaise à la syncope ou même au coma terminal ; ces injections peuvent aussi entraîner une insuffisance rénale passagère voire une insuffisance définitive. Ces accidents exceptionnels sont imprévisibles. Longtemps on a prétendu qu'une première injection test, de deux ou trois millilitres, permettait de vérifier l'absence de disposition allergique. L'oubli de ce test à conduit des confrères devant les tribunaux. En fait ce test n'est pas fiable et peut à lui seul être gravement allergène.

La « perte de chance »
C'est le dernier-né des motifs de poursuite judiciaire : il s'agit des conséquences éventuelles d'un retard de diagnostic alors qu'un premier examen bien mené et bien analysé aurait pu, selon le patient et son avocat, déboucher sur un traitement plus précoce. C'est là une incitation supplémentaire à la perfection dans l'acte d'imagerie et son interprétation ; pour bien interpréter, il faut en prendre le temps ; ceci pose le problème de la surcharge de travail.

J'ai dû faire face, au début de ma carrière hospitalo-universitaire dans un établissement hospitalier encore sous-développé, à un déséquilibre entre la progression rapide de mon activité et la stagnation des effectifs de mon équipe encore réduite à... un unique interne. Or au-delà d'un certain nombre d'examens, la fatigue oculaire, la fatigue intellectuelle, la fatigue physique pèsent sur l'acuité diagnostique. Mais comment refuser des explorations ou leur interprétation ? J'ai certainement, à cette époque, été coupable d'erreurs et d'imperfections. C'est là, hélas ! le handicap de l'exercice en service public : le médecin n'y est pas maître de la demande, et encore moins des moyens nécessaires pour y répondre. J'ai déjà évoqué ce problème à propos de mes souvenirs d'internat.

Les conseils des juristes ont abouti au recueil, avant tout acte pouvant être suivi d'incidents ou d'accidents, de la signature du patient. Cette signature ne met évidemment pas à l'abri de toute contestation ou de tout procès. Et elle est un bon moyen de faire lever l'angoisse chez certains patients. Mais sachons le reconnaître : la plupart des contestations médico-légales se développent dans le terreau de relations imparfaites entre le médecin et son patient. Une attente indue, un défaut d'explications, une attitude indifférente, voire hautaine de l'opérateur, constituent, en cas de difficulté, le lit de plaintes qui sans doute n'eussent pas été initiées dans un climat de confiance ; son instauration doit donc être un des soucis premiers de l'imageur. La même remarque peut être faite à propos des actes de radiothérapie.

L'échographie obstétricale

La précision des coupes échographiques fœtales est devenue incroyable ; sur l'écran apparaissent les doigts, les viscères, les détails du visage, même des plis pathologiques dans la peau. L'échographie est donc devenue l'outil premier du diagnostic des malformations fœtales. De plus en plus souvent des obstétriciens compétents sont traînés devant les tribunaux par des parents déçus d'un défaut de diagnostic de malformation.

Peut-on tout voir ? Peut-on toujours voir ?

Logiquement oui : on attend d'un bon opérateur doté d'un bon appareil qu'aucun détail anatomique ne lui échappe.

Et pourtant…

Une décision d'avortement thérapeutique repose sur la décision convergente d'un collège de trois médecins et d'une ou d'un psychiatre ou psychologue. Dans ce cadre, un obstétricien m'envoya un jour pour confirmation une de ses parturientes chez qui il avait fait un diagnostic de malformation sévère : une méningocèle, c'est-à-dire une poche de liquide céphalorachidien saillant en dehors du dos fœtal en raison d'un défaut de fermeture du tube neural.

Le liquide amniotique assure normalement un bon contraste autour de la lésion. J'avais devant moi les clichés du confrère. Je connaissais donc le siège et la taille de l'anomalie. Je n'étais pas sans expérience. À la suite d'un renouvellement, je disposais du meilleur appareil disponible. *Or je fus incapable de retrouver l'anomalie.* Sans doute un changement de position du fœtus avait-il plaqué la lésion sur des tissus mous, en supprimant le contraste liquidien révélateur. Je changeai la parturiente de position ; je changeai la direction d'abord ; je multipliai les coupes dans tous les plans de l'espace. Mais l'échec demeura total – et humiliant. Il me conduisit à beaucoup de modestie et à encore plus de prudence. J'espère que ce seront aussi les principes des experts près les tribunaux dont les responsabilités sont immenses dans les décisions de justice.

Les relations avec le corps médical

Nous avons déjà indiqué comment partager avec le médecin traitant les premières conclusions confiées au patient. Cela nous conduit au problème général des relations avec le médecin traitant : la confiance que ce dernier accorde à l'imageur doit trouver sa réciprocité dans le partage rapide des informations recueillies. Faire attendre cette information au-delà du temps nécessaire à une interprétation sûre est le meilleur moyen de torpiller cette confiance. Le partage rapide de l'information permet d'instaurer entre les équipes de diagnostic et les équipes de soins un esprit de collaboration qui bénéficie au médecin comme au malade.

Dans le cadre de cette confiance, en se limitant bien sûr aux examens les moins agressifs, l'imageur peut décider d'orienter la batterie d'examens, comme nous l'avions vu à propos de la jeune patiente en voie de rupture de rate. Lorsque l'imageur exerce en cabinet, la plupart de ses correspondants apprécient qu'il exerce dans cet esprit.

En exercice hospitalier, dans une situation idéale, un membre de l'équipe d'imagerie assiste aux réunions de l'équipe soignante, et un membre de l'équipe soignante vient assister aux séances d'interprétation des documents d'imagerie. Là où s'instaure ce type de collaboration, les relations sont apaisées et fructueuses, au meilleur bénéfice du patient. Quant à l'investissement en temps médical, il est largement compensé par l'abandon d'éventuelles fausses routes, toutes consommatrices de temps.

Il y a bien sûr ce que les Anglo-Saxons dénomment les « turf-battles », les batailles de terrain. Autrefois, chaque chirurgien voulait SON laboratoire, SA radiologie, SON endoscopie, SON anesthésie. Ce sont des batailles d'autres générations. Elles se sont répétées avec l'avènement de l'échographie : la petite taille des appareils permet de les diffuser. Si un accord s'est trouvé pour que dans certains hôpitaux, dans certains cabinets des spécialistes d'organe disposent de leur appareillage, s'il est bénéfique que les services d'accueil de l'urgence, notamment traumatologique, disposent d'un échographe, la règle absolue doit être que l'examen soit réalisé par le plus compétent. Le plus compétent verra une petite lame de sang intrapéritonéal démontrant l'existence d'une rupture d'organe abdominal. Le médecin dénué de formation dédiée la méconnaîtra.

Les relations avec les autres membres de l'équipe

L'organisation d'un service

Ce sujet concerne peu l'exercice en petit cabinet. Mais dans les grandes cliniques privées comme dans les hôpitaux, une structuration des équipes est indispensable. Les médecins sont plusieurs, jusqu'à une dizaine de permanents, plus encore dans les grands établissements ; il s'y ajoute des médecins en formation. Quant aux techniciens et techniciennes ils sont encore plus nombreux. Il est facile d'imaginer le désordre et la perte d'efficacité qui frapperaient des essaims aussi nombreux à défaut de direction, de clair partage des tâches et d'organisation définie de la permanence des soins.

Les relations entre les médecins ne sont pas toujours faciles. Les plus compétents ne sont pas forcément les plus doués pour les relations humaines. Le fonctionnement d'une équipe devient vite impossible face à une mentalité d'empereur prêt à s'approprier tous les moyens collectifs ; ou à une mentalité individualiste conduisant à se soustraire aux obligations collectives. En privé on peut mettre fin à un contrat. Pas à l'hôpital public, ou du moins pas sans une hypothétique « faute grave ». À cet égard le statut de titulaire peut représenter une catastrophe ; et ceci d'autant plus que bien des caractériels sont conscients de leur inaptitude aux relations humaines, au point de parvenir à la cacher jusqu'au moment de leur titularisation.

Malheur à l'équipe qui doit affronter en permanence des conflits, en raison des troubles psychologiques de certains de ses membres. La mauvaise foi, l'égocentrisme, les attitudes impérialistes peuvent mettre à mal toute tentative de collaboration. En l'absence de CRS hospitaliers, la non-titularisation et le licenciement seraient les seuls moyens de retrouver un climat apaisé dans un esprit d'équipe. C'est ce qui se pratique en Amérique du Nord. Mais notre système français, avec ses avantages et ses inconvénients, est celui de la titularisation et de l'emploi à vie. Nous n'avons qu'un moyen de mettre fin aux ravages des troubles caractériels : la mise au placard, qui n'est une bonne solution pour personne. Notons que ce problème n'épargne aucune des branches de la fonction publique. Les psychiatres considèrent que tout groupe de cinquante personnes possède sa petite proportion de caractériels plus ou moins graves : les postiers, les gendarmes ou les cheminots possèdent aussi leurs rangées de placards : ils sont le corollaire nécessaire du titulariat. Les drames qui surviennent de temps en temps dans les corps de fonctionnaires dotés d'une arme de service n'ont pas d'autre origine. Fort heureusement, dans notre pays, les médecins hospitaliers ne sont pas armés. Encore ai-je dû intervenir un jour parce qu'un de mes paroissiens, faisant exception à la règle, avait tiré sur une personne qui lui était proche. Tout le monde eut de la chance : c'était un très mauvais tireur.

Revenons-en à l'imagerie. C'est dans le souci de l'éthique que doivent s'établir et se poursuivre les relations des imageurs avec leurs collaborateurs, médecins ou techniciens.

Des chefs de service

Dans une équipe nombreuse, la fonction de chef de service est indispensable. Elle ne s'exerce plus, heureusement, à vie. Elle réclame des facultés d'organisation et une autorité reconnue accompagnée d'une grande souplesse dans les relations ; elle exige aussi une grande présence. Pour les relations avec le personnel technique et administratif, le partage de l'autorité avec des cadres hospitaliers est très efficace.

Tous les matins, à huit heures, je mettais en forme le travail de la journée avec ma surveillante de service et ma secrétaire. Cette première réunion était suivie d'une réunion d'organisation avec tous les médecins. Ainsi pouvait s'organiser sans heurts le travail de toute une journée.

La fonction de chef de service mérite encore quelque attention.

Car il est des chefs de service impériaux. La plupart heureusement sont des gens civilisés, dont les relations avec leurs collaborateurs sont empreintes de dignité et de respect. À cet égard il y a un test retardé : la chaleur avec laquelle on est, ou pas, reçu dans son ancien service. Certains de mes anciens collaborateurs sont devenus des amis que je vois régulièrement.

Respect et dignité ont une exigence : les reproches légitimes que l'on peut avoir à faire ne doivent jamais s'exprimer en public. C'est un vieux principe du Talmud, qui assimile à du sang versé la rougeur que peut faire monter aux joues un affront public (B. Bab. Metz. 58b).

Le statut de dictateur colérique que se créaient des chefs de service impériaux est de moins en moins accepté. Il peut conduire aujourd'hui à un retrait de la fonction.

Les chefs de service prédateurs usaient de leur autorité pour amorcer des relations dans la composante féminine, souvent prédominante, de leurs équipes. Les nouvelles dispositions légales contre le harcèlement freinent heureusement ces comportements. L'un de mes patrons, qui, hélas pour lui, savait de quoi il parlait, m'avait fait cette recommandation alors que j'étais interne : « Francis, jamais dans le service » ! Et pourtant que de services ai-je connu, dans différents hôpitaux, où le travail, l'harmonie, l'efficacité, la hiérarchie étaient bouleversés par des liaisons qui n'eussent pas dû se nouer et qui pourrissaient l'ensemble des relations.

Il faut cependant rappeler que grande est la rouerie féminine : certains prédateurs sont victimes de prédatrices ! Bien des années après ma retraite, j'ai bénéficié de quelques confidences tardives de ma surveillante de service, qui savait tout mais ne disait jamais rien. Nous avions accueilli dans le service un séminariste objecteur de conscience. Mes manipulatrices, dont certaines étaient fort mignonnes, s'étaient paraît-il jurées de faire trébucher sa vertu. Pour cela tous les moyens étaient bons, dont des séances fort dénudées de changements vestimentaires devant leurs casiers. Mais, paraît-il, la vertu ne trébucha pas.

Permettez-moi d'ouvrir une parenthèse à propos de cette anecdote : les tribunaux ont à connaître de temps en temps des plaintes de patientes pour viol par un médecin. Il est sage de ne jamais examiner une patiente sans la présence d'une tierce personne en blouse blanche.

Et puis il y avait une dernière catégorie de chefs de service : les chefs de services virtuels – qui étaient peut-être simplement des chefs de service paresseux.

Une dernière remarque : un chef de service doit savoir déléguer. Et il saura qu'il a été un bon chef de service et un bon enseignant le jour où il aura constaté que ses collaborateurs sont devenus meilleurs que lui.

J'ai déjà insisté sur ce point : seule une bonne organisation de l'immense équipe que réclame le fonctionnement continu d'un service d'imagerie est à même de garantir une prise en charge éthique du patient : sans organisation, sans tableau de service, sans suivi, toutes les barrières contre l'attente indue, l'irrationalité, la négligence s'effondrent.

Ma secrétaire était en possession de mon carnet de rendez-vous, qu'elle gérait ; cette précieuse collaboratrice savait où me trouver à tout moment de la journée. Le tableau de service permettait aussi de connaître l'emploi du temps et l'affectation de chaque membre de l'équipe.

À l'issue de mes réunions d'organisation du début de la journée j'interprétais les clichés du jour avec les étudiants en médecine en stage dans mes murs ; je poursuivais, pour la journée entière, des contacts avec tous les membres de l'équipe en m'imposant de rester un imageur de base pour la moitié au moins de mon temps.

Aussi me suis-je souvent étonné de la réponse que me faisaient certaines surveillantes ou secrétaires d'autres services quand je cherchais à en joindre le chef : elles ne savaient pas où elles pourraient le trouver. Et pourtant, s'il n'y avait pas encore de téléphones portables, les premiers appareils d'alerte personnelle étaient disponibles

Je décidai donc, en tant que président de la commission médicale, de provoquer une réunion de discussion entre l'ensemble des surveillantes de service et l'ensemble des chefs de service. Surprise : à part moi-même, un seul chef de service se déplaça. Les surveillantes, vexées, se mirent à faire des confidences ; Il y en avait qui, de toute l'année, n'échangeaient jamais un mot avec leur chef de service; oui, vous avez bien lu: pas un mot (on espère quand même qu'un « bonjour » était articulé de temps en temps)! D'autres, nombreuses, se plaignirent du caractère incertain, rare, erratique des relations qu'elles pouvaient avoir au plus haut niveau: oui, il existait bien des chefs de service virtuels; certains avaient, sinon des excuses, du moins des raisons: la multiplicité des réunions, la paperasserie incroyable à réunir et à remplir pour lancer tout projet, et en particulier tout projet de recherche. Oui mais... le virtuel a des limites: le médecin hospitalier est supposé satisfaire à ses obligations hospitalières, dont la première est la visite régulière des malades hospitalisés dans ses locaux.

Des syndicats et des syndicalistes

Un service hospitalier est un microcosme qui, dans les grands établissements peut devenir un macrocosme. Quant aux établissements eux-mêmes, ils sont en général les plus grands employeurs de leur ville.

Il est donc inévitable que naissent des conflits de temps en temps. J'en ai vécu un, important, avec une grève très dure: la suppression des congés dits « de rayons », devenus sans objet à partir du moment où toutes les mesures de radioprotection étaient devenues opérationnelles; ces congés supplémentaires étaient cependant ressentis comme un de ces fameux « droits acquis ».

La résolution d'un conflit réclame des négociations, donc des négociateurs: c'est dire la place légitime des syndicats dans les hôpitaux. Légitime, oui, mais jusqu'à quel point?

J'ai eu le malheur d'avoir parmi mes collaborateurs les représentants de deux syndicats d'extrême gauche. Jour après jour ces personnes, attendaient 1789 et 1917 pour le lendemain. Ils étaient porteurs de hargne sinon de haine. Leur idéal était la lutte des classes. La récrimination et la contestation étaient pour eux un mode de vie. En réalité, ils ne se sentaient pas investis par la défense des intérêts de leurs collègues. Ce qui comptait, c'était la visibilité de leur organisation et leur propre mise en avant. Des négociateurs ? Les avocats d'une profession ? Non, des destructeurs.

Après ma retraite, je fus convié par une école d'infirmiers/infirmières à donner quelques cours annuels. On me recevait toujours avec gentillesse, autour d'une tasse de café. Un jour on me prévint :

– Vous savez, la classe à laquelle vous allez vous adresser cette année est moins intéressée, moins réactive que celle des années précédentes.

J'eus le malheur de répondre :

– S'ils sont moins bons, vous pourrez toujours en faire des syndicalistes !

Je ne fus jamais réinvité, mais je ne regrette rien.

Une autre fois je participai à une interview, ce qu'on appelle aujourd'hui un « micro-trottoir », par une radio locale, dans la cour de l'hôpital. J'entendis un de mes syndicalistes faire état de graves manquements à l'éthique dans mon service. Je protestai, demandant des détails, des dates, des preuves. Un peu gêné, il précisa : effectivement, nous n'avons rien constaté de ce genre ici ; mais nous savons que cela existe ailleurs, donc nous devions en parler. C'était tout simplement de la diffamation.

J'intervins un jour dans un autre conflit qui avait éclaté entre l'internat du CHU et la direction à propos de primes de Noël encore non versées. J'offris ma médiation en tant que président de la commission médicale. Ma médiation ne fut pas longue. J'eus en effet, en face de moi, non de jeunes confrères, mais des syndicalistes du type CGT, offensifs et revendicateurs. Ce ne sont pas mes conceptions de la condition de médecin. Je ne revins pas !

Des voiles et des voilées

Le problème commençait à se poser il y a vingt ans déjà. J'étais pour ma part décidé à ne pas admettre de voile dans mon service. La loi sur les signes religieux dans l'espace public a, en principe, réglé le problème. Mais rien ne dit que la jurisprudence formulée à propos de la crèche Baby Loup ne puisse s'appliquer aux cliniques privées.

Je vis de temps en temps le problème du voile à l'hôpital psychiatrique : imposer de l'enlever, selon les dispositions légales, peut aggraver l'état mental. Le laisser peut rendre plus facile un suicide par pendaison. Il est toujours très difficile au comité d'éthique de prendre une décision.

Le voile n'est pas la seule entorse aux principes de laïcité qui doivent s'appliquer dans les hôpitaux comme ailleurs.

Dans des établissements où on souffre et où on meurt, la religion a sa place. C'est bien pourquoi il y a des aumôniers. Et il paraît souhaitable que, comme dans les aéroports, les hôpitaux et les cliniques disposent de locaux multiconfessionnels destinés à la prière.

Nous vivons dans un état laïque et multiconfessionnel. Les religions doivent donc rester discrètes : il est inadmissible qu'une religion puisse s'approprier de force des salles de loisirs destinées aux malades et aux familles, comme elle le fait de l'espace public dans certaines villes.

Il n'est pas tolérable qu'une religion puisse chercher à s'immiscer dans les dispositions prises pour permettre, par la désignation programmée des médecins de consultation ou de garde, la continuité des soins.

Il est inadmissible (compte tenu de la nécessité d'interprètes) qu'il soit impossible d'entamer un colloque singulier avec une patiente voilée.

Chacun, quelle que soit sa religion, doit accepter l'organisation des hôpitaux, qui repose sur des principes techniques et non sur des souhaits ou des impératifs confessionnels.

Je viens d'entendre à ce propos le président de l'observatoire de la laïcité [6], heureux d'annoncer dans son rapport annuel une baisse des « incidents », tout en annonçant que ces « incidents » pouvaient en général se régler par une simple discussion. J'éprouve du mal à accepter cette déclaration. Car elle implique que les « incidents » ne concernent pas l'autorité républicaine, mais seulement les acteurs de terrain. Or ceux-ci sont totalement désarmés devant un pratiquant intégral déterminé à imposer sa pratique intégriste. Laisser ces acteurs de base seuls face au fait accompli aboutit forcément à la victoire des contempteurs de la laïcité. Bien entendu, à la prochaine occasion les acteurs de terrain ne signaleront plus leur mésaventure, et les statistiques s'amélioreront. Cela s'inscrira dans un vieux principe politique : l'essentiel n'est pas de régler les problèmes, mais qu'on n'en parle plus.

---

[6] M. J.-L. Bianco, 26 juin 2013.

Les multiples confessions chrétiennes n'ont jamais soulevé de difficulté dans ce domaine. La religion juive a réglé la question de la laïcité depuis près de deux mille ans : le Talmud stipule, à l'intention des dispersés, immigrés dans d'autres pays, que : « La loi du pays est la loi [7] ».

Il appartient au ministre de l'intérieur, ministre des cultes, quelle que soit sa couleur politique, de faire acte d'autorité en rappelant publiquement, solennellement, pour toute la nation, ces principes de laïcité et de neutralité.

Il appartient au ministre de l'intérieur, ministre des cultes, de demander solennellement aux diverses autorités religieuses de rappeler ces principes à leurs obédiences respectives.

Sinon, que va devenir la paix, ou, comme on dit aujourd'hui, le « vivre ensemble » dans les hôpitaux ? Nos établissements de soins ont déjà, dans ce domaine, bien assez de problèmes sans celui-là !

J'avais commencé à vivre un problème religieux dans mon service, qui accueillait en permanence des stagiaires étrangers ; l'administration hospitalière acceptait de loger certains d'entre eux dans les locaux de l'internat quand des chambres étaient disponibles. C'est ainsi que j'avais pu faire héberger un jeune médecin algérien qui voulait se spécialiser en radiologie, ainsi qu'une jeune femme médecin de même nationalité.

Ces deux stagiaires se marièrent. Peu après nous cessâmes de voir la jeune femme, pourtant très assidue jusque-là. On me

---

[7] Il semble bien (Claude Sicard, *Le Figaro*, 2 août 2013) qu'une disposition similaire existe dans l'islam. Bien que reconnue par les érudits de l'université Al Azar du Caire, en France cette disposition semble ignorée des fidèles, de leurs dirigeants et de leurs prédicateurs qui, peut-être, ont choisi de l'ignorer.

rapporta que son mari la séquestrait dans sa chambre. Nous allions intervenir quand le stagiaire m'annonça le départ du couple pour son pays d'origine. Aurions-nous dû intervenir, pour vérifier que l'épouse n'était pas astreinte à un retour forcé ? Peut-être… Mais ils étaient mariés.

II
La pertinence des examens

Un tri

L'une des étapes de la réunion que je tenais avec mes proches collaboratrices en début de journée était la lecture de toutes les demandes d'examens importants. Plus d'une fois j'ai prêté attention à une disproportion apparente entre l'ampleur de l'exploration demandée et l'âge ou l'état du patient : était-il raisonnable, était-il utile, par exemple, de multiplier les scanographies chez une nonagénaire atteinte d'un lymphome chronique ? Plus d'une fois je retournai la demande en suggérant que ce dont le patient avait besoin avant tout, c'était d'une abstention ; j'écrivais : « Votre patient n'a-t-il pas surtout besoin de *RIP*[8] » ? Après ce barrage les confirmations de demandes étaient plus que rares. Sans doute le rejet de l'acharnement thérapeutique est-il plus marqué aujourd'hui. À l'époque, les soins palliatifs en étaient à leur tout début. Les jeunes médecins étaient formés à l'activisme plutôt qu'à la résignation – et parfois c'était bien.

De l'inutilité des examens utiles : l'acharnement thérapeutique

Parfois seulement : un jour, alors que je traversais tôt le parvis du CHU, je croisai un vieil ami, médecin généraliste. Que

[8] Rip : Requiescat in pace, qu'il (ou elle) repose en paix.

faisait-il là ? Il venait de faire hospitaliser son père que quelques mois séparaient seulement de son centième anniversaire ; le vieux monsieur, ancien médecin lui-même, souffrait de douleurs abdominales. Le service de chirurgie à qui le presque centenaire avait été confié était particulièrement performant – l'un des meilleurs de France. Et pourtant voici ce que je dis à mon confrère :

– G., retourne voir l'équipe chirurgicale. Obtiens d'elle que, si une intervention est nécessaire, elle soit immédiate. Si tu n'en as pas l'assurance, reprends ton vieux père, installe-le chez toi, mets-le sous morphine, et assure-lui une fin heureuse, calme et digne. Il n'en eut pas le courage. Le vieux patient me fut adressé tous les jours pour des examens de contrôle pendant près de 3 semaines ; il me connaissait ; il suppliait en pleurant qu'on le laissât en paix. Au bout de trois semaines (je sais bien qu'à son âge prendre une décision chirurgicale n'est pas facile), on décida de l'opérer. On trouva une petite perforation intestinale – mais il mourut après ces trois semaines de souffrances inutiles.

L'hôpital est destiné à broyer la maladie ; mais parfois il broie le patient. Je suis heureux d'être parfois sorti de mon rôle pour rappeler les principes premiers de l'éthique : la compassion, le traitement de la douleur, la préservation de la dignité.

De l'utilité des examens inutiles

Il faut pourtant rester modeste : il est très difficile de décréter rationnellement qu'un examen est inutile. Souvent le meilleur raisonnement clinique est démenti, malgré les certitudes d'esprits réputés bons : l'Académie de médecine vient de déplorer ces « examens inutiles » (10/04/2013). Elle a bien entendu raison. Mais cette prise de position me rappelle celle d'un médecin universitaire du Sud-Ouest qui reprenait après coup les dossiers, et en tirait des statistiques consternantes sur la pertinence des actes médicaux. Mais si on disposait de critères absolus pour évaluer cette pertinence *avant* et non *après* les examens, ces examens seraient inutiles : on saurait d'avance qui est malade et qui ne l'est pas, alors que c'est justement ce renseignement essentiel qu'on espère déduire des examens envisagés.

J'ai pu vérifier la fragilité de la raison dans trois circonstances particulières.

Les deux premières concernent un confrère et ami. À l'âge de 40 ans ce dernier fut victime d'un ptosis [9] de la paupière supérieure. L'examen neurologique était normal. Selon les données de la science clinique, tout examen était inutile devant cette anomalie neurologique bénigne. Mais mon confrère et ami était persuadé, ce qui en vérité était illogique, impossible, que son ptosis traduisait l'existence d'une tumeur cérébrale à ses débuts. À cette époque on ne disposait pas encore de la scanographie. Le malade (ou presque pas malade) fit successivement le siège de plusieurs neuroradiologues pour qu'on lui fît une artériographie cérébrale, examen invasif lourd, par définition inutile dans son cas ; il essuya plusieurs refus. Enfin un confrère accepta. L'examen révéla un gros anévrysme de l'artère sylvienne, sans aucun rapport avec le ptosis de sa paupière. Mais la révélation de cette grave lésion cérébrale conduisit en 24 heures celui qui était devenu un vrai malade dans un service spécialisé de neurochirurgie vasculaire. Le

[9] Ptosis : chute.

neurochirugien opéra en urgence ; l'anévrysme était gros, en pré-rupture ; sa résection fut si délicate que l'opérateur dut s'asseoir et se détendre après avoir posé son dernier clip.

Obéir aux données de la raison clinique en renonçant à l'artériographie eût conduit mon ami à une mort brutale dans un court délai. Il avait exercé comme généraliste pendant plusieurs années avant de se spécialiser en imagerie. Même s'il n'avait pas su l'exprimer, ni aux autres ni à soi-même, il avait sans doute ressenti des signes prémonitoires de sa lésion cérébrale, signes sans relation avec le ptosis.

En fait cette observation s'inscrit dans un aphorisme que j'ai déjà évoqué, et que j'ai toujours enseigné à mes élèves ; plusieurs m'ont dit plus tard qu'il les avait souvent guidés de façon efficace ; voici cet aphorisme : **le malade a toujours raison**.

Non bien sûr l'hypochondriaque qui ressent tous les jours un autre symptôme annonciateur pour lui d'une maladie grave. Non, pas celui-là. Mais le patient stable, équilibré, qui ressent un trouble souvent atypique, trouble qui ne s'inscrit pas dans les schémas intellectuels habituels de son médecin, tenté de le renvoyer avec des bonnes paroles et de l'aspirine, oui, ce malade-ci, il faut savoir l'écouter. Le symptôme est atypique ? Ce n'est pas une raison pour ne pas en tenir compte. Le patient insiste ? Ne le rejetons pas. La médecine est un art difficile et c'est dans ces circonstances qu'on se révélera, ou non, bon médecin : celui dont le regard incrédule ne s'arrête pas au visage et aux téguments, mais tente réellement de « sonder les reins et les cœurs », comme dit le Bibliste.

Le même confrère et ami, celui de l'anévrysme, vint me voir quelques années plus tard pour une radiographie de l'épaule en raison de douleurs. C'était là aussi un examen peu déterminant ; nous trouverions chez ce patient encore jeune au plus quelques calcifications juxta-articulaires dont l'image aurait peu d'influence sur un éventuel traitement. On aurait pu classer cette radiographie de l'épaule parmi les radiographies inutiles. Mais j'acceptai de la faire. Je ne sais pour quelle raison, je choisis un format de film plus grand que celui que j'utilisais habituellement : réduire le format, c'est aussi réduire le volume irradié. Comme prévu l'épaule était ostéologiquement intacte. Mais ce cliché trop grand révéla aussi un petit cancer du poumon ! L'ami fut opéré et cette opération précoce déboucha sur une guérison complète : il mourut trente ans plus tard d'autre chose. Alors fallait-il, pour de bonnes raisons, vraiment refuser cet examen ?

Et voici l'histoire d'une troisième patiente.

Elle était venue me voir pour une mammographie ; elle éprouvait des douleurs et était inquiète. Pour une fois elle avait pensé à apporter ses vieux clichés. En fait vieux ils ne l'étaient pas : ces très bonnes radiographies dataient de trois mois. je la convainquis : 1) que ces radiographies de très bonne qualité étaient normales. 2) Que dans ces conditions il n'y avait pas de raison de les renouveler si tôt : c'eût été une dépense et une irradiation inutiles. Vraiment ? Elle revint trois mois plus tard avec un cancer mammaire.

Alors soyons raisonnables, mais non pas doctrinaires. Gardons à l'esprit les limites de la clinique et sachons rester modestes, adaptables et souples, malgré les légitimes pressions des prêtres de l'économie médicale.

Des activités marginales

L'IVG

Lors de l'instauration de l'IVG dans mon CHU les gynécologues obstétriciens ont exercé leur droit de retrait. Il a bien fallu créer un centre d'IVG, ce qui était du ressort de mon activité de président de commission médicale. Je ne suis pas un partisan dogmatique de l'IVG ; mais j'en tolère l'existence pour des raisons éthiques (oui, éthiques !).

En effet, quand j'étais étudiant, j'ai encore connu les terribles complications des avortements clandestins : embolies gazeuses et septicémies mortelles ; hémorragies. Une jeune fille de 22 ans, proche de ma famille, est morte d'une embolie gazeuse abortive. La médicalisation de l'IVG devait permettre de faire disparaître ces terribles complications. Elles ont effectivement disparu : cela a été un événement majeur de santé publique trop souvent passé sous silence. Et cela sans que le nombre global des interruptions de grossesse augmente. La médicalisation de l'IVG a bien été une avancée éthique.

On ne peut méconnaître le choc que représente une grossesse non désirée, surtout chez une très jeune fille. Il est facile pour un homme de ne pas s'en soucier. J'estime que l'on a le droit de s'opposer au principe de l'IVG seulement si l'on est personnellement engagé dans la prise en charge sociale de ces jeunes filles en état de choc.

Que vient faire l'imagerie dans tout cela ? Elle est indispensable, dans un cadre légal, pour évaluer l'âge de la gestation, car la loi a fort justement fixé un délai pour l'intervention. Mon service a donc été engagé dans l'échographie de ces utérus à peine gravides. Il n'y avait aucune raison de s'y soustraire, et d'ailleurs aucun de mes collaborateurs n'a jamais refusé cette activité Si, comme je l'ai déjà exposé, j'estime que l'imageur doit informer son patient, dans ce domaine il fallait au contraire faire preuve de discrétion et de neutralité.

La psychiatrie

Il s'agit là d'une activité très marginale : j'ai reçu un jour de la part d'un médecin généraliste une demande de scanner abdominal pour un jeune patient de dix-huit ans. Manifestement atteint de paranoïa, il vivait en effet persuadé que les gendarmes de son village avaient subrepticement inséré dans son abdomen un microphone grâce auquel ils l'espionnaient en permanence. Ce jeune homme avait évidemment plus besoin d'un psychiatre que d'un radiologue. À cette époque un examen scanographique était une denrée précieuse ; faire cet examen eût privé de son scanner une personne en ayant vraiment besoin. J'ai remplacé le scanner par une échographie. Il n'y avait pas de micro. Le jeune patient ne m'a évidemment pas cru. J'espère qu'il a été mieux aiguillé par la suite.

III
Les dangers de l'irradiation

De l'irradiation en général

Fort heureusement, l'avènement de techniques d'imagerie basées sur d'autres formes d'énergie que les rayons X (ultrasons dans l'échographie, champs magnétiques dans l'imagerie par résonance magnétique) ont fortement réduit le problème général de l'irradiation. des patients. Il subsiste pourtant : l'usage des rayons X, loin de disparaître s'est renforcé avec l'usage intensif du scanner.

Chaque fois que l'on appuie sur le bouton un faisceau d'électrons frappe, dans le tube à rayons X, l'anode métallique et des rayons X sont dirigés vers la région examinée : c'est la raison même pour laquelle le patient a été placé sur l'appareil.

Une bonne formation à la physique des rayons X et à celle de la création de l'image permet de diminuer au maximum cette irradiation. L'avènement de l'image numérique contribue à cette réduction.

Mais la radioscopie télévisée de centrage, mais la radiographie, mais la scanographie, mais la radiologie interventionnelle guidée restent génératrices d'une irradiation corporelle. Est-elle dangereuse ? De faibles doses, focalisées, non répétitives, ne le sont pas. Mais ces doses sont-elles toujours faibles ?

L'irradiation est-elle toujours focalisée ? Est-elle toujours non répétitive ? La réponse est négative.

La focalisation, grâce au centrage télévisé, est certainement le moyen premier de limiter le volume irradié. Encore faut-il en user.

En matière d'irradiation biologique, on a longtemps pensé qu'en dessous d'un certain seuil le danger était nul. Mais en fait les faibles doses s'additionnent dans une sorte de mémoire biologique. Au niveau d'irradiation minimum, pour les examens peu irradiants, le danger est nul pour l'individu. Il en va autrement lorsqu'on l'apprécie au niveau d'une population. De toute façon nous sommes tous soumis à une irradiation permanente, par les rayons cosmiques et surtout par l'irradiation émanant des composants radioactifs du sol. Cette irradiation naturelle de base est beaucoup plus forte dans les régions granitiques, comme la Bretagne, que dans les régions calcaires comme la Franche-Comté. Tant que l'irradiation médicale est inférieure à cette irradiation naturelle, il n'y a pas de souci à se faire. Mais l'est-elle toujours ? Il appartient à chaque opérateur de s'en assurer.

Malheureusement force est de constater que souvent ce n'est pas le souci majeur de l'utilisateur de rayons X ; et que, d'autre part, de toute façon la formation radiophysique qui permettrait ce contrôle fait défaut à la plupart d'entre eux.

En effet, à mesure que s'additionnent les connaissances anatomiques, anatomo-pathologiques et techniques que réclame l'exercice multidirectionnel de l'imagerie, la part dévolue à la physique des rayons X dans l'enseignement et la formation pratique s'est réduite.

En même temps, l'automatisation s'est installée dans tous les appareillages, si bien que l'opérateur a de moins en moins la maîtrise de son irradiation. Le temps est loin où l'on choisissait ses réglages d'exposition, la finesse des grilles servant de filtres au rayonnement diffusé, ou encore la sensibilité des films et des écrans renforçateurs dans le souci d'équilibrer la définition des images radiographiques et l'irradiation qu'elle réclamait. Enfin l'organisation de la formation à l'imagerie n'est pas favorable à l'acquisition d'un savoir théorique, physique et biologique : jusqu'aux années 1980 la plupart des radiologues devaient satisfaire à des stages et à une formation universitaire sanctionnée par des examens annuels ; la fin des études était sanctionnée par un difficile examen national. Ce cursus garantissait un bon niveau de formation théorique. Il a été supprimé : ne peut plus devenir spécialiste que l'interne des hôpitaux. Ce dernier a préparé un concours difficile ; mais il est en droit, au cours de sa formation pratique spécialisée, qui est d'excellent niveau, de se désintéresser assez complètement de toute formation théorique.

J'ose dire que dans l'ancien système, un très bon interne, soucieux d'une telle formation, avait des connaissances supérieures à celle d'un simple diplômé. Mais inversement, le niveau théorique moyen du diplômé, astreint à la préparation d'examens, était supérieur au niveau de l'interne moyen.

Il résulte de tout cela une méconnaissance très diffuse de l'irradiation accompagnant les techniques de radiologie.

En même temps certaines techniques, désormais irremplaçables, comme la scanographie, contribuent fortement à augmenter l'irradiation diagnostique, ne serait-ce que par la multiplication des coupes et l'augmentation du volume irradié, qui peut englober à la fois le thorax et l'abdomen. Au moins le personnel est-il à l'abri des rayons X pendant l'examen.

Ce n'est pas le cas pour la *radiologie interventionnelle.*

Les techniques de radiologie interventionnelle font appel à la radioscopie télévisée pour suivre la progression des cathéters ou des aiguilles. Certaines procédures particulièrement délicates sont longues. Des dispositifs permettent de couper l'irradiation une partie du temps tout en assurant à la rétine une impression de vue continue. Il n'en reste pas moins que ces procédures restent coûteuses en irradiation, pour le patient comme pour l'opérateur, malgré les précautions prises. Or, s'il y a maintenant des radiophysiciens dans tous les services de radiothérapie, ils sont en général absents des services de radiodiagnostic.

Tout cela aboutit à une grande imprécision dans l'évaluation des niveaux d'irradiation ; il règne autour de cette imprécision, du moins dans notre pays, un silence épais ; un public protestataire inquiet défile volontiers devant les centrales atomiques, ou pourtant le moindre photon est détecté, traqué, mesuré. Il serait plus avisé de manifester devant certains hôpitaux.

Mais il y a pire encore.

L'absence de « permis d'irradier »

Nous venons de le voir, le souci de l'irradiation diagnostique est minoré par beaucoup de professionnels de l'irradiation.

Il est totalement absent de l'esprit de ceux qui utilisent des rayons X sans aucune formation dédiée.

Des diplômes, ou au moins des certificats de formation professionnelle sont exigés des infirmières et des sages-femmes, mais aussi des esthéticiennes, des prothésistes auditifs, des opticiens, des ambulanciers ou des aides-soignantes. Mais, dans notre pays, tout médecin a le droit de manipuler des rayons X même s'il n'en connaît que vaguement les effets. La loi a diminué ce danger en restreignant l'usage d'un certain nombre d'appareillages très irradiants ; ainsi les appareils de radioscopie, dont usaient sans parcimonie les pneumologues et les cardiologues, ont été envoyés à la décharge.

Mais rien, sinon le prix des appareillages, rien n'empêche ces mêmes spécialistes d'utiliser un amplificateur de brillance avec télévision, en poussant les réglages en direction d'une excellente image et d'une irradiation exagérée. Les rhumatologues, les gastroentérologues utilisent des appareils de radiologie. Ils en ont besoin au service de leurs patients. Soit. Mais ils le font sans la moindre formation.

Avec un collègue parisien nous nous étions plusieurs fois mobilisés auprès du ministère de tutelle pour que, à l'instar du permis de conduire, on instaure un permis d'irradier. Nous n'y sommes jamais parvenus.

Il y a pire : des commerciaux nous avaient confié qu'ils avaient créé tout un réseau de fournitures aux spécialistes d'organe utilisateurs de rayons X : quand un radiologue diplômé abandonnait l'usage d'un appareil ancien, plus irradiant, au bénéfice d'un appareillage nouveau, plus économe en irradiation, ces commerciaux récupéraient l'ancien appareillage pour le revendre. Pour leurs clients, spécialistes d'organes, l'irradiation n'était pas un problème puisqu'ils en ignoraient tout – et voulaient continuer à l'ignorer.

Un problème voisin existait chez certains généralistes de village. Soucieux d'accélérer la prise en charge de leurs patients victimes de traumatismes, ils avaient acquis des appareillages sommaires de radiodiagnostic avec lesquels ils comptaient diagnostiquer des fractures. Les conditions de développement de leurs clichés étaient plus qu'approximatives : la plupart de leurs radiographies étaient de si mauvaise qualité qu'en fait elles étaient inutilisables. Les patients étaient irradiés pour rien et soignés sans véritable diagnostic. L'incompétence de ces praticiens compromettait parfois l'avenir fonctionnel de leurs patients. En vérité, ces radiographies étaient réalisées, non pour établir des diagnostics, mais des factures. Avec les années ces dangereux pseudo-radiologues devinrent de moins en moins nombreux. Je finis par réagir auprès du Conseil de l'Ordre, qui fut coopérant.

Curiethérapie et radiothérapie

Combien cette ignorance était répandue, deux anecdotes, fort anciennes il est vrai, vont le montrer : lors de la naissance de ma fille, j'étais à la clinique dans la chambre de ma femme, assis dans un fauteuil. Nous eûmes le plaisir de recevoir la visite de l'accoucheur, qui était un vieil ami. Il déposa entre mes cuisses un tout petit paquet auquel je ne prêtai pas attention. Quand il partit, au bout de quelques minutes, il le récupéra, et me dit : j'espère que mon radium ne t'a pas dérangé ? Ignorance ? Inconscience ? Défi et déni ? Il n'en reste pas moins que se promener avec du radium en quantité suffisante pour un traitement, sans conteneur plombé, et le déposer sur une tierce personne, relève, même chez quelqu'un de sympathique, de la faute professionnelle.

Je fus confronté quelques années plus tard à un nouvel exemple d'inconscience absolue. Quand je fus nommé au CHU de Besançon, je débarquai, malgré les apparences, dans un désert hospitalier plus proche de l'hôpital rural que du CHU, je l'ai déjà dit. Pour vous convaincre de ce sous-équipement en matériel et en compétences voici plusieurs anecdotes :

J'étais en service depuis quelques semaines quand mon collègue ORL, temps partiel, m'appela au secours : il avait procédé à la mise en place d'aiguilles de radium dans un cancer buccal ; il venait de les retirer, et il lui en manquait une ! Je représentais les sciences de l'irradiation : à moi de la retrouver. Il se trouve que de façon prémonitoire, j'avais immédiatement, lors de ma prise de fonction, réclamé l'achat d'un compteur Geiger, ces compteurs qui pétaradent quand de la radioactivité se manifeste dans leur champ d'investigation. Très vraisemblablement l'aiguille m'attendait dans une compresse chirurgicale ou un champ opératoire.

J'allai, en compagnie d'une religieuse, promener mon compteur dans toutes les réserves de linge, linge propre et linge sale : rien ! Puis nous suivîmes tout le circuit de buanderie. Banco ! Après la dernière lessiveuse, dans le dernier bac, prête à être évacuée dans le Doubs avec les eaux usées, se trouvait l'aiguille, trahie par les pétarades du Geiger salvateur.

Manipuler du radium sans s'être doté du matériel nécessaire à sa mise en évidence en cas de perte était une forme d'inconscience équivalente à celle de mon ami gynécologue de Strasbourg. De ce jour l'ORL ne toucha plus au matériel radioactif ; j'héritai de ces traitements. Le radium, soulignons-le, est aujourd'hui remplacé par du matériel radioactif de vie courte, souvent mis en place de façon automatique dans des espaces préparés au sein de la lésion.

Deuxième anecdote, qui montre bien que j'avais commencé ma nouvelle carrière en tombant du vingtième au dix-neuvième siècle, au temps de Marie Curie.

Ce radium que j'allais implanter à mon tour, il fallait le faire venir, en location, d'une entreprise spécialisée de la région lyonnaise, dans des conditions très particulières de transport, non sans un coût correspondant. Mais, me dit-on, les religieuses de l'hôpital possédaient en dépôt les tubes et les aiguilles de radium du Dr T.. Le Dr T. avait été un célèbre chirurgien local, un de ces chirurgiens salvateurs avant lesquels on mourait d'appendicite aiguë. Plus d'une fois, me narra-t-on, le Dr T. avait opéré sur la table de cuisine de fermes de la montagne. Il était à la retraite depuis quelques années seulement : sa notabilité et sa générosité lui avaient valu d'être resté en fonction jusqu'à un âge très avancé, au mépris de la loi hospitalière. Pourquoi ai-je parlé de générosité ? Parce que le Dr T. avait légué aux religieuses ses tubes et ses aiguilles de radium personnels ; ils étaient conservés dans la clôture ; je fus admis à pénétrer dans ces lieux secrets, où je pus admirer les meubles que les religieuses avaient apportés en dot. Je n'eus pas à chercher : dès l'entrée, mon compteur Geiger me conduisit à un placard où le matériel radioactif était déposé dans une boîte métallique d'une marque bien connue de petits biscuits, sans aucune protection : voici des années que les braves religieuses se faisaient copieusement irradier. Je remis l'examen de ce matériel à plus tard : il me fallait, avant de manipuler ce radium, acquérir le matériel indispensable : un conteneur en plomb, des blocs de plomb épais permettant de bâtir une enceinte modulable ; et de longues pinces : la radioactivité décroît comme le carré de la distance à laquelle on l'affronte : si, lors de la manipulation, on utilise, au lieu d'une pince de quinze centimètres de long, une pince de trente centimètres, en doublant ainsi la distance on fait chuter la dose d'irradiation de quatre fois.

Quand enfin je pus sortir le matériel de sa boîte à biscuits, il y avait là deux tubes et quatre aiguilles. Or, pour traiter un cancer du col utérin par application de radium, il faut insérer deux ou trois tubes dans la cavité utérine, et placer trois tubes devant le col. Avec deux tubes disponibles seulement, aucune femme n'avait jamais bénéficié d'un véritable traitement. Quant aux aiguilles... il y en avait quatre : le traitement sérieux d'une lésion cancéreuse importante réclame au moins dix aiguilles...

Le legs généreux du Dr T. ne pouvait donc m'être utile. Était-il même utilisable ? Je mis une aiguille dans l'eau. L'eau devint radioactive ! Il y avait des fuites. C'était un héritage empoisonné. Je fis creuser dans une cave un puits de deux mètres de profondeur, où je plaçai, au bout d'une cordelette, un conteneur en plomb chargé de l'héritage maléfique. Désormais il n'irradierait plus personne. Il me fallut six ans de démarches pour obtenir que le service central de protection contre les radiations ionisantes vienne m'en débarrasser.

C'est le moment de rappeler que la demi-vie du radium est de 1602 ans : l'héritage du Dr T. sera encore maléfique en l'an 3000 !

Voici enfin une dernière anecdote « radioactive », si je puis dire. J'héritai d'une installation de radiothérapie. En bon médecin alsacien, j'étais habitué à me laver les mains entre chaque patient. Mais il n'y avait pas de point d'eau ! Je dus commander un broc et une cuvette qui me furent fournis en quelques heures : le directeur, qui était lui aussi nouveau, avait pris rapidement conscience de l'état de vétusté primitive de l'établissement dont on lui avait confié la charge ; il avait été nommé dans un CHU mais avait en fait pris ses fonctions dans une sorte d'immense hospice parsemé d'îlots de médecine active. Il me fit rapidement installer un vrai lavabo. Bien plus, grâce à sa hardiesse managériale et à la collaboration parfaite qu'il sut instaurer avec une solide équipe de jeunes professeurs enthousiastes, son établissement devint en peu d'années un CHU de premier plan. Hommage lui soit rendu.

J'entrepris donc le traitement de cancers par radiothérapie avec l'appareil dont j'avais hérité. C'était une installation classique de 230 kilovolts. Pas question de bombe au cobalt pour les malades de la pauvre ville de Besançon. L'appareil était installé dans un local peu avenant ; les portes étaient placardées de couvertures contre les courants d'air, sans que personne ait jamais eu l'idée d'utiliser ces bourrelets étanches qui permettent de jointoyer les fentes. Le sol était jonché de grands paniers à linge abritant les archives radiologiques. J'en possède encore quelques photographies.

Mais le tube fonctionnait.

J'eus la fâcheuse surprise de voir fondre comme neige le taux de globules blancs de mes patients irradiés. Cette complication hématologique grave semblait n'avoir soucié personne auparavant. La chute était si importante qu'une irradiation corporelle totale parasite était vraisemblable. À la sortie du tube de radiothérapie est installé un diaphragme plombé qui permet d'adapter la taille du faisceau de rayons au volume corporel à traiter. Je fis des mesures : le diaphragme était le siège d'une fuite énorme. En fait on rétrécissait bien le faisceau – mais seulement après avoir envoyé sur le patient un flux de rayons X non focalisés : chaque traitement s'accompagnait d'une irradiation totale parasite.

Évidemment j'arrêtai tous les traitements pour faire procéder à une réparation à laquelle mon excellent directeur souscrivit immédiatement. Une fois de plus, une inconscience totale avait régné pendant des années. Alors pourquoi un défaut technique aussi grave n'avait-il pas débouché sur des morts, comme il eût été possible de l'attendre ? C'est que l'utilisateur premier de cette installation défectueuse, dont je reparlerai, était parfaitement incompétent. Il soumettait ses patients à des doses très inférieures aux doses cancéricides : parce qu'il n'avait aucune chance de guérir ses patients, il ne les tuait pas. C'était avant 1966. Il y a prescription, et cet excellent homme est décédé depuis longtemps. Mais une fois encore, nous voyons que le premier devoir éthique en médecine est la compétence.

Et pour conclure, lecteur, je jure, oui je jure que toutes ces expériences rocambolesques, indignes d'un véritable hôpital, sont absolument véridiques. Mais je puis aussi, heureusement, dire qu'en quelques années le CHU a disposé d'un service de radiothérapie moderne, dirigé par un chef de service dédié très compétent ; son département fut équipé peu à peu d'une bombe au cobalt et d'accélérateurs linéaires ; il fut doté d'une unité de radiophysique. Mais que d'efforts pour rétablir la situation dont j'avais hérité à ma prise de fonction !

Le radiodiagnostic

Il ne faudrait pas penser que, face à ces carences en radiothérapie, la situation du radiodiagnostic fût plus favorable. Bien entendu, je dus me rééquiper de lunettes noires : le service ne possédait pas d'amplificateur de brillance. Il comportait trois salles de radiodiagnostic dotées d'un matériel complètement dépassé. Pour en donner une idée, je découvris que l'installation de radiographie pulmonaire était du modèle de celle dont le service médical du paquebot Normandie avait été doté en 1932. Nous étions en 1966 ; en trente-quatre ans, les techniques avaient quand même évolué ! La protection anti-X du personnel était plus que rudimentaire ; de plus cette installation fuyait elle aussi. Les globules blancs des manipulatrices avaient une tendance chronique à chuter. Plutôt que de rechercher la fuite de rayons X pour y remédier, plutôt que d'installer des panneaux plombés de protection, on avait décidé de mettre le personnel au vert un mois par an, en plus de ses vacances. Ce fut extraordinairement difficile, par la suite, de mettre fin à ces « congés rayons ».

Explorer les artères des membres inférieurs est indispensable dans nombre de pathologies. À Besançon, rien ne permettait de réaliser ces artériographies. Ces explorations réclament la ponction de l'artère fémorale et l'injection sous pression réglée d'un produit de contraste. Plus les lésions sont importantes, et plus le cheminement de la colonne opaque est lent. L'indispensable appréciation de l'ensemble du réseau réclame l'usage de très longs films se succédant toutes les quelques secondes. C'est la seule façon de tout voir du pli de l'aine aux artères des orteils. Dans mon nouveau service, pas question d'utiliser l'appareil spécial que nous n'obtiendrions qu'au bout de quelques années. Je pus faire construire par la menuiserie de l'hôpital un bâti en bois qui nous permit de réaliser des centaines d'examens dans des conditions très difficiles : bâti et patient étaient posés sur le plancher ; l'opérateur travaillait à genoux, de même que l'anesthésiste quand sa participation était nécessaire. Un technicien poussait les films avec une sorte de râteau. Tout ceci se passait sans grande protection anti-X et dans de délicates conditions de stérilité. Un visiteur étranger eût ouvert des yeux ronds en voyant toute une équipe s'activer au ras du sol pour une exploration aussi technique. Mais Besançon c'était cela : le bricolage médical au moment même où la Nasa s'apprêtait à envoyer un homme sur la lune.

Je pus obtenir l'aménagement d'une salle d'interprétation des clichés en sous-sol. Ce local propre, carrelé, repeint, qui tranchait avec le reste du bâtiment construit par Louis XIV, me permit de travailler dans des conditions plus favorables à la concentration. L'aménagement d'étagères permit de mieux ranger les archives. C'était magnifique. Sauf que… quelques mois plus tard, la conjonction printanière de pluies toniques et d'une fonte brutale des neiges jurassiennes fit sortir le Doubs de son lit. Il en sortit si bien que ma belle salle de lecture fut inondée. L'eau montante menaçait les archives. Bientôt le niveau fut tel que même des bottes d'égoutier associées à des chaises en guise d'échasses ne permirent plus d'aller les sauver. Je suggérai, sans y croire vraiment, que l'hôpital se procurât une barque. Le lendemain matin je découvris un factotum circulant à la rame dans un gracieux esquif vert entre les étagères, pour déménager les archives. Et voici comment, à toutes mes expériences de nouveau chef de service j'associai une expérience nautique, dans une salle d'interprétation transformée en port. C'était l'année où Christian Barnard procéda à la première greffe cardiaque. Pas à Besançon !

Qu'on se rassure, les choses finirent par s'arranger ; le soleil revint, ma salle sécha puis fut remplacée par un nouvel aménagement en étage ; en quelques années, nous passâmes de 3 salles de radiologie à douze salles bien équipées qui suffisaient à peine à assurer un débit radiographique normal à un établissement de 2000 lits de plus en plus actif. Et par la suite Besançon devint un centre reconnu de greffe rénale et de greffe du foie.

IV

Origine de ces carences : l'organisation hospitalière

Comment de telles carences avaient-elles pu s'installer dans la seconde moitié du siècle dernier dans l'hôpital d'une grande ville, de vocation universitaire de surcroît ? Précisons tout de suite que c'était une des pires situations de France. Besançon par exemple était à l'époque le seul CHU privé de bombe au cobalt.

Le temps partiel

La première cause de sous-développement hospitalier était l'exercice médical à temps partiel : il orientait les moyens vers les cliniques privées ; il ne faudrait cependant pas en déduire que les cliniques privées locales fussent, à l'époque, des palais de la médecine. Ce privilège accordé aux cliniques était une situation inconnue dans mon Alsace natale qui connaissait le plein-temps à l'hôpital public depuis l'annexion allemande de 1870 ; en instituant le plein-temps, la loi Debré de 1958 a rétabli le statut de l'hôpital public et lui a donné une impulsion décisive en peu d'années. Notons cependant que dans certains hôpitaux d'avant 1958 des médecins à temps partiel avaient su donner quelque renom à leurs services publics. L'exercice à temps partiel n'était donc pas la seule cause de sous-développement.

Il y avait aussi l'incompétence, que j'ai déjà évoquée. Mon prédécesseur était un homme de bien, grand résistant avec son épouse, qui avait été décorée de la prestigieuse DSO par le gouvernement anglais.

Il avait été formé au début des années 1920 à Paris, sans avoir pu mener sa formation à terme : il fut rappelé à Besançon avant la fin de ses études de spécialisation parce que son propre prédécesseur appartenait à la génération des victimes de radiodermites et d'hémopathies malignes professionnelles : ce pionnier de la radiologie fut durement frappé comme tant de ses contemporains. Rappelé, le jeune radiologue se plongea dans le travail pratique ; il avait la responsabilité du service hospitalier et de son propre cabinet de ville ; de plus il assurait des vacations hebdomadaires dans d'autres hôpitaux de la région. Il fut débordé d'emblée. Cette activité multidirectionnelle ne pouvait aboutir qu'à une présence en pointillés dans ses différents lieux d'activité. À l'époque la formation post-universitaire n'était pas développée comme elle l'est aujourd'hui. Un travail de routine aussi harassant ne laissait guère de temps pour la lecture de livres ou de revues. D'éventuels stages de perfectionnement étaient hors de question. La pérennité du service était assurée par une religieuse dévouée, et le niveau scientifique de la discipline resta, à peu de chose près, à son niveau de 1922 jusqu'à mon arrivée. Mon prédécesseur en était-il entièrement responsable ? Non, nous l'avons vu ; il avait été victime, et sa discipline avec lui, d'un enchaînement de circonstances défavorables. Et sa vie fut une vie de travail et de dévouement. Je voudrais aussi laisser au crédit de mon prédécesseur son legs d'objets électroradiologiques des débuts ; sa collection personnelle de radiographies sur plaques de verre (temps de pose moyen : vingt secondes) en est certainement l'élément le plus précieux. J'ai pu déposer l'ensemble de ces objets dans le petit musée médical qu'un collègue a constitué dans notre CHU.

Puisque j'ai parlé de religieuses je me permettrai une digression, très éclairante sur la qualité de l'hôpital de Besançon dans les années vingt ; les religieuses de Besançon appartenaient à un ordre suisse. Celle que je connus au service de radiologie était une personnalité remarquable, compétente et dure au travail. Présente du matin au soir, elle avait été vraiment l'ossature de notre discipline pendant des années. Elle était arrivée à l'hôpital avec deux consœurs en 1921. Affectées toutes les trois au pavillon des tuberculeux, on leur confia le nettoyage des crachoirs. À l'eau froide, sans aucun additif antibactérien ! Toutes les trois furent contaminées. L'une des trois mourut. « Ma » religieuse avait la bonne fortune d'appartenir à une famille helvétique patricienne. Elle bénéficia des meilleurs soins de l'époque et fut sauvée.

Il se trouve que j'ai récemment recueilli les souvenirs d'une infirmière formée à l'hôpital de Besançon à la fin des années 1950. Elle a connu la même situation sanitaire – trente ans plus tard. Faut-il s'en étonner ? Pas vraiment : en vérité, la France provinciale, cette France que nous les Alsaciens nous dénommions la France « de l'intérieur », a eu du mal à sortir de la médecine d'avant Pasteur. C'était la Belle au caducée dormant. Quand en 1941 ou 1942 j'ai été vacciné avec toute ma classe contre la typhoïde, dans la bonne ville de Terrasson-la-Villedieu en Dordogne, le médecin, qui avait été diplômé avant la guerre de 1914, utilisa pour les trente-deux élèves la même seringue et la même aiguille. C'était l'époque et le lieu où mon père exerça la médecine pendant quelques mois en tant que médecin réfugié. Il s'était trouvé confronté à une endémie de fièvre typhoïde, qui révélait la qualité bactériologique déplorable des eaux de boisson. Ce n'était qu'un des aspects de l'état sanitaire de la population, surprenant pour un Strasbourgeois. Il avait réveillé le pharmacien à barbiche blanche d'une profonde léthargie – ce dont il lui fut reconnaissant. En 1940 le transfert des hospices civils de Strasbourg dans l'ancien sanatorium de Clairvivre, toujours en Dordogne, transporta la population dans un autre monde médical. Elle s'en souvient encore. 1966, l'année de ma prise de fonction à Besançon, c'était à peine vingt-cinq ans plus tard : une génération. Le monde médical provincial avait peu changé.

L'organisation hospitalière

Revenons-en à l'organisation hospitalière, ou plutôt à l'inorganisation hospitalière. Dans celle-ci ont encore joué deux facteurs relevant des carences de l'administration centrale. Ce n'était pas que cette administration fût tombée sur la tête. Non, tout simplement elle n'avait pas de tête ; des chefs, oui : mais de doctrine au service des populations, non.

Le prix de journée

Le premier de ces facteurs était la religion du **prix de journée** le plus bas possible

Le budget des hôpitaux était assuré en effet par le « prix de journée » ; multiplié par le nombre de malades hospitalisés et le nombre de jours d'hospitalisation, il aboutissait à une dotation annuelle. Le ministre et son cabinet, certains directeurs, certains responsables de sécurité sociale étaient persuadés qu'au nom d'une gestion saine il convenait de maintenir ce prix de journée au plus bas. Cette doctrine avait plusieurs effets pervers :

Le premier était l'installation des établissements à bas prix de journée dans une sorte de cul-de-sac budgétaire maléfique : l'évolution de ce prix de journée était annuelle, à coup de petits pourcentages d'augmentation identiques sur tout le territoire national ; ainsi, l'établissement installé dès le départ dans un prix de journée bas était-il condamné à rester à la traîne par rapport à d'autres établissements mieux dotés d'entrée.

À Besançon, notre prix de journée était le plus modique de tous les CHU de France ; il était inférieur à celui de nombreux hôpitaux non universitaires, dont la gestion est plus décentralisée que celle des CHU. Nous avons traîné ce boulet pendant des décennies, sans jamais obtenir de rattrapage individualisé et significatif. Une partie des difficultés budgétaires actuelles est l'effet tardif de ce système dont les méfaits étaient multipliés par une autre carence centrale : lorsqu'un CHU décidait de la nécessité, voire de l'urgence de créer une discipline encore non représentée, il était la plupart du temps contraint de la financer localement, sur son budget propre déjà insuffisant : il fallait choisir entre la carence face aux patients de toute une région, et l'endettement. C'est ainsi que nous dûmes financer sur fonds propres, au grand désespoir de notre directeur, notre aile cœur-poumon. On ne pouvait donc échapper à une aggravation permanente des déficits, à une véritable spirale de l'endettement par devoir de santé publique.

Le filtrage des malades : public et privé

Il y avait un autre effet pervers du système du prix de journée : c'était une sorte de filtrage des malades selon leur pathologie. Les établissements privés rejetaient la prise en charge des pathologies chroniques lourdes. Avec un prix de journée bas, l'hospitalisé idéal du CHU était celui qui coûtait peu et restait longtemps : le malade d'hospice. C'était la norme pour les directeurs de CHU de l'ancienne école. Mais, à partir du moment où le CHU, avec ses nouvelles équipes actives et compétentes, répondait à sa vocation propre, il était amené à concentrer, sans budget supplémentaire, les pathologies les plus lourdes et les plus coûteuses – et notamment celles que ne prenaient pas en charge les cliniques privées, pour qui le patient idéal était l'opéré qui rapportait beaucoup et restait peu. Dès qu'un patient de clinique privée était victime d'une complication lourde, il était transféré au CHU dont il obérait les finances. Les cliniques privées, sauf exception, n'avaient que des services de chirurgie. Les malades de médecine interne ou de spécialités médicales, qui coûtaient beaucoup et rapportaient peu, ne les intéressaient pas.

La création d'un CHU, œuvre de santé publique

Or la création d'un CHU dans sa région était bien une œuvre bénéfique de santé publique. Quand j'ai commencé mon activité de cancérologue radiothérapeute et curiethérapeute, j'ai vu des lésions cancéreuses comme on n'en voyait ailleurs que dans la brousse africaine la plus profonde : Besançon, dans les années 60-70, c'était Lambaréné [10] – mais hélas ! je n'étais pas

[10] Lambaréné : le village du Gabon où le célèbre Dr Schweitzer, humaniste, pasteur protestant, organiste, musicologue et médecin créa son hôpital de brousse en 1913.

le Dr Schweitzer ! C'est ainsi que j'ai vu des cancers de la langue si développés que les pauvres patients ne pouvaient plus fermer la bouche ; c'est ainsi que j'ai vu un jour un cancer cutané du dos de la main ayant envahi tous les tissus pour bourgeonner dans la paume. Je reçus un jour une pauvre femme atteinte d'un cancer ulcéré du cuir chevelu dont le diamètre atteignait quinze centimètres : elle était pratiquement scalpée par sa lésion. Et que dire des lésions profondes ?

Pourquoi ? Parce que les paysans montagnards étaient durs ; parce qu'il n'y avait pas assez de médecins ruraux ; parce que, dans les petites villes de la région, il n'y avait pas de spécialistes. Parce que, de façon générale, dans la France profonde, l'état sanitaire n'était pas celui d'une nation moderne. Ceux de mes élèves qui avaient assuré des remplacements de praticiens ruraux l'avaient constaté eux aussi ; j'ai lu il a quelques années les mémoires d'un médecin d'origine roumaine qui s'était installé avant la guerre en Haute-Maurienne [11]. Son témoignage recoupe mon expérience de 1966-1967, qui lui est pourtant postérieure de trente ans.

Mais grâce à notre jeune faculté de médecine, en dix ans des médecins bien formés furent implantés partout, tandis qu'une heureuse répartition de nouveaux spécialistes fut obtenue : le niveau de soins fit un bond de géant, et nos habitants purent sortir de leur brousse africaine pour habiter réellement notre belle région de montagnes. Et plus personne ou presque n'alla se faire soigner dans les hôpitaux des métropoles, alors qu'auparavant toute personne dotée de quelques moyens fuyait l'hôpital de la capitale régionale.

---

[11] Ce livre m'avait été prêté ; je suis malheureusement incapable, bien des années plus tard, d'en donner la référence précise.

Les causes des déficits chroniques

Les modes budgétaires ont supprimé le système du prix de journée. Il a été remplacé par une tarification à l'acte, grevée elle aussi d'effets secondaires pernicieux qui ont conduit à son abandon. La seule chose qui n'ait pas été abandonnée, c'est le déficit chronique des hôpitaux, qui n'est pas dû exclusivement à une mauvaise gestion : il a été aggravé par les fameuses trente-cinq heures, qui ont demandé du nouveau personnel non financé.

Mais ce déficit persistant reflète aussi le progrès des explorations et des soins, dont le coût augmente à un rythme très supérieur à celui de l'inflation et des dotations : en moins d'une génération, la cardiologie est passée des gouttes de digitale et de la trinitrine aux stents et à la chirurgie ; la chirurgie aux robots d'intervention ; l'accident vasculaire cérébral de la résignation à l'interventionnisme en grande urgence ; la pathologie ostéo-articulaire de l'aspirine aux prothèses ; la cancérologie de la compassion et de la morphine aux gros appareillages et à la chimiothérapie lourde ou sélective, toujours plus onéreuse. Et ce mouvement, loin de s'arrêter, s'accélère dans toutes les disciplines, rarement compensé par un progrès permettant une économie. Le traitement des ulcères gastro-duodénaux par les antibiotiques en a été un exemple malheureusement isolé : il a fait disparaître les frais de chirurgie.

Qu'une gestion plus rigoureuse soit appelée à répondre à cette situation nouvelle, qui peut le contester ? Mais, à moins d'une révolution scientifique, peut-être génétique, les dépenses médicales poursuivront leur ascension ; on les satisfera, au détriment d'autres actions sociales ; sinon, on n'échappera pas, même si on fait semblant de croire le contraire, à une sélection des malades jugés dignes de recevoir les soins les plus coûteux. C'est pourquoi toutes nos digressions sur l'économie, les budgets et les coûts sont en fait profondément insérées dans l'éthique.

Des choix dramatiques à venir

J'ai vécu ce problème de façon aiguë il y a trente ans déjà. Un de mes collègues réanimateurs avait sauvé de jeunes noyés apparemment perdus en les branchant un certain temps sur la machine cœur-poumons utilisée au cours des opérations à cœur ouvert (la « circulation extra-corporelle »). Chaque réanimation devenait ainsi hors de prix. Heureusement les hôpitaux n'ont pas à traiter des noyés tous les jours. Mais les machines cœur-poumons ne sont pas disponibles en permanence. Les blocs opératoires ont leur programme. Fallait-il en acquérir de nouvelles ? Avec le personnel indispensable (les « pompistes ») ? Dans l'état budgétaire de l'époque c'était impossible. Et que faire de ces machines les jours sans noyés ? Alors comment choisir les noyés à traiter ? Au hasard, selon la disponibilité des installations ?

Ce dilemme existe dans tous les domaines, et pèse constamment sur les équipes médicales. Dans le cadre d'un budget rigide, que privilégier ? Les naissances, dans le cadre de la procréation assistée ? Ou les traitements anti-cancéreux ? Et, parmi les cancéreux, qui soigner ? Les vieux ou les jeunes ? Seulement ceux dont le traitement va prolonger significativement l'espérance de vie ou bien tous les cancéreux ?

Ce sont les vrais problèmes, que ceux qui fixent les budgets peuvent choisir de ne pas voir. Dès lors les responsabilités échappent à la planification ; ce sont les acteurs périphériques qui doivent les prendre, dans les plus mauvaises conditions pratiques et éthiques – à leurs risques et périls. Ces dilemmes sont en effet à l'origine des errements qui parfois ont accompagné le problème des fins de vie ; pour avoir pris des décisions douloureuses un peu vite, en oubliant comités d'éthique et magistrats, certains de nos confrères réanimateurs, accusés d'euthanasie, se sont retrouvés devant les tribunaux.

L'absence de planification cohérente

J'en reviens maintenant aux facteurs de cette carence hospitalière si profonde que j'avais rencontrée lors de ma prise de fonction : le dernier facteur que je voudrais analyser est la responsabilité administrative centrale. La direction ministérielle était pesante : du plomb coulé dans du béton. Elle avait un seul but : veiller à réduire l'offre de soins ; à tout le moins empêcher qu'elle ne s'accroisse. Ce ministère s'appelait ministère de la *santé*. Il n'avait pourtant pas le moindre souci de la santé de la population. Il s'employait à décourager toute initiative susceptible d'améliorer l'équilibre interrégional, à moins d'un aiguillon politique local acéré. Pourtant les tribunaux réclament des médecins qu'ils prodiguent à leurs patients les meilleurs soins disponibles « selon les données de la science » ; c'est là un principe logique inséré dans l'éthique.

Or, parmi les pays dotés d'un régime planificateur, dont nous faisons partie, la Suède avait depuis longtemps montré la voie : ses experts avaient déterminé des groupes de population pour lesquelles telle ou telle spécialité, tel ou tel équipement était indispensable. Pour tel groupe de population, il fallait des installations lourdes de radiothérapie, un service de neurochirurgie ou encore de chirurgie cardiaque. Ce travail d'expert avait abouti à un maillage hospitalier cohérent. Il eût été impossible, en Suède, qu'un bassin de population comme la Franche-Comté, un million d'habitants, fût dénué de bombe au cobalt dès lors qu'un tel équipement était indispensable au traitement des cancers.

Au contraire, en France, l'équipement dépendait d'initiatives personnelles : si dans telle région émergeait un neurochirurgien dynamique, si possible bien appuyé par un réseau, on créait (non sans réticence, non sans difficulté) un service de neurochirurgie – très mal doté au départ, et appelé à fonctionner pendant des années sur le fil du rasoir. Il en allait de même dans toutes les sphères d'activité. Il n'y avait jamais eu au CHU de Besançon de radiothérapeute formé aux techniques modernes, il n'y avait donc pas d'équipement moderne. Mais une fois que s'étaient exprimés à la fois le besoin et la compétence, car je parvins à faire nommer un radiothérapeute exclusif, le principe d'un équipement fut enfin adopté ; rien n'était gagné pourtant : il fallut des années de combat et bien des initiatives locales pour rassembler les fonds ; le soutien d'un éminent hospitalo universitaire honoraire parisien, bien introduit dans les ministères, fut précieux [12]. Quand enfin les fonds furent réunis pour l'acquisition de l'appareillage ils étaient encore insuffisants pour construire le local dédié. Il fallut le dévouement d'un député local pour spolier quelques hôpitaux ruraux et réunir de quoi acheter du ciment spécial et quelques briques. Pendant ce temps, le gouvernement français offrait une bombe au cobalt à un hôpital de Beyrouth…

[12] Nous devons une très grande reconnaissance au Pr Robert Debré, qui accepta d'être pour notre jeune faculté une sorte de tuteur honoraire.

En tant que président de commission médicale, j'ai vécu cette galère pour tous les projets indispensables à l'obtention d'un niveau de soins décent au service d'une population qui pourtant payait ses impôts comme celles des autres régions de France. Évidemment, ailleurs, là où le maire de la ville était un ministre dynamique, là où la progéniture d'un ministre avait été hospitalisée d'urgence pour un accident sans trouver tous les équipements nécessaires, les carences étaient rapidement comblées. C'est là un grand paradoxe : nous disposions d'une administration centrale tatillonne, experte à l'usage du frein, mais totalement inefficace pour appuyer sur la pédale d'accélérateur. Le ministère vivait sur une autre planète. Il étudiait peut-être une carte hospitalière pour Jupiter ou pour Mars, mais il méconnaissait notre beau pays et nos régions. C'est ainsi qu'en France nous ne sûmes prendre le virage ni du scanner ni celui des IRM ; nous fûmes dépassés, et de loin, par des pays comme l'Espagne ou l'Allemagne.

Ce qui, dans cette doctrine (ou cette absence de doctrine), était totalement stupide, c'était que finalement tous les jeunes CHU, après d'innombrables démarches, après des combats épuisants, finirent par pouvoir fonctionner de façon décente. Mais presque partout les progrès furent accomplis malgré leur ministère de tutelle, et non grâce à lui. Mon dernier combat, livré dans cet esprit, ne fut réglé que des années après mon départ ; il était en faveur d'un hélicoptère de protection civile, que rendait pourtant indispensable notre géographie montagneuse. Nos crêts abrupts, nos cluses encaissées et nos reculées profondes étaient, il est vrai, difficiles à imaginer pour des fonctionnaires pour qui la montagne était Montmartre.

Je me dois de souligner qu'aujourd'hui, avec les agences régionales de santé, le principe de planification s'est bien établi. Il aura fallu une quarantaine d'années…

V
La recherche

Un peu d'histoire

J'ai connu une époque préhistorique où n'importe qui pouvait entreprendre n'importe quoi, sans aucune protection du sujet d'expérience, qu'il fût homme ou animal.

L'histoire de la recherche en imagerie est, hélas, riche d'épisodes douloureux. En voici quelques-uns.

Très tôt, nos prédécesseurs ont compris le bénéfice diagnostique que représenterait l'opacification des vaisseaux. On en attendait avec clairvoyance une imagerie fine des tissus biologiques ; pour cela, il fallait introduire directement dans la lumière vasculaire un produit opaque aux rayons X.

Dans les années 1930 on eut recours à un produit qui associait deux grandes qualités : une excellente tolérance immédiate et une opacité parfaite. Ce produit était un composé du thorium 232, le « thorotrast ».

L'ennui est que la demi-vie radioactive du thorium est particulièrement longue – l'une des plus longues des éléments radioactifs. S'il ne stagnait pas dans les tissus ayant fait l'objet de l'étude, il se concentrait ensuite dans les ganglions lymphatiques d'où il émettait des rayons alpha. Les ganglions devenaient ainsi, pour la vie, de petites sources d'irradiation permanente – et donc de cancers radio-induits. Lorsque je commençai ma carrière d'imageur, en 1957, il était courant de rencontrer ces ganglions opacifiés, évidents sur une simple radiographie de l'abdomen. Le produit a été abandonné après la guerre en Europe ; mais il a été utilisé aux USA jusqu'en 1951.

Et puis il y a la terrible histoire du Pr Egas Moniz, de Lisbonne. C'était un pionnier de la neurochirurgie. Il voulut absolument opacifier les branches de l'artère carotide, ce en quoi il a été aussi un pionnier de la neuroradiologie : jusqu'à l'avènement du scanner, l'artériographie cérébrale fut la seule méthode valable de diagnostic des tumeurs cérébrales. Moniz avait donc raison de s'investir dans le développement de l'artériographie cérébrale. Peut-être aurait-il pu utiliser le thorotrast. Mais ce produit était d'accès difficile au Portugal en pleine guerre. Il se tourna donc, en 1940, vers l'iodure de sodium. Ce produit est un excellent opacifiant : l'iode est la base opaque de tous les produits de contraste modernes. Mais l'iodure de sodium est terriblement toxique. Moniz procéda à sept essais. Il obtint chaque fois des images remarquables. Mais tous ses cobayes humains moururent.

Dans un pays démocratique Moniz eût probablement passé de nombreuses années en prison, ne serait-ce que parce qu'il n'avait pas procédé à des expérimentations animales préalables. Mais il était un grand notable sous la dictature de Salazar. Il poursuivit sa carrière scientifique, et reçut le prix Nobel pour sa mise au point de la lobotomie.

Tout le monde se rappelle Moniz comme un pionnier, inventeur de l'artériographie cérébrale. Il a bien été un pionnier ; mais, dans la mesure où il ne s'est pas arrêté après le premier décès, c'était un assassin. Quant à la lobotomie, plus personne ne la pratique : *Sic transit gloria mundi.*

Est-ce là un événement ancien et exotique ? Le Pr Moniz a eu des émules en France. Dans les années 1970 nous manquions d'une méthode d'investigation fine des lésions hépatiques. Un service parisien eut l'idée de développer un mode original d'opacification du foie : l'injection intraveineuse d'un produit de contraste huileux, le lipiodol ; or ce produit ne se mélange pas au sang ; il reste à l'état de gouttelettes susceptibles d'engendrer des micro-embolies ; de ce fait son injection intraveineuse était prohibée. Qu'à cela ne tienne ! On utiliserait des microgouttes. Celles-ci étaient captées par le foie en quelques heures ; il suffisait alors de réaliser des tomographies de l'organe ; dès lors la moindre lésion se détachait en négatif : une victoire absolue dans le domaine de l'imagerie.

Oui, mais la non-mixité du lipiodol ? Les risques de micro-embolies cérébrales ou pulmonaires ? Inexistants répondaient les promoteurs de la méthode. Rapidement les médecins prudents furent considérés comme des ennemis du progrès, laissés sur place dans le dur milieu de la recherche universitaire : des demeurés.

Nous essayâmes chez un patient ; nous fûmes effrayés par les réactions organiques négatives de l'injection : cet essai demeura le seul. Nous lançâmes des messages de prudence ; nous étions donc des incapables. Nous fîmes avec mes collaborateurs une enquête auprès des internes des services où les essais avaient lieu. Les internes ne tenaient pas le même discours que leurs chefs de service. Ils avaient acquis la même expérience que nous. L'un d'eux nous dit être ébranlé par les réactions d'intolérance de la plupart des patients. Sans doute certaines de ces réactions furent-elles encore plus graves : les essais cessèrent, et de toute façon les progrès des méthodes d'imagerie en coupe les rendirent inutiles. Mais cette démarche, où la passion d'une recherche non encadrée avait annihilé toute prudence, toute objectivité, était complètement sortie du champ de l'éthique.

Oui, l'expérimentation animale est irremplaçable ; mais j'ai connu des sadiques qui expérimentaient en dehors de tout principe éthique. Quand j'étais interne j'ai vu, dans ce domaine expérimental, œuvrer un jeune chirurgien qui eût mérité qu'on lui fasse subir au moins un peu de ce qu'il infligeait à ses chiens d'expérience. En détruisant des laboratoires les défenseurs des animaux sont souvent allés trop loin. Mais, *in fine*, leur action a été utile.

Oserai-je dire que certains patients n'ont pas été mieux traités ?

J'ai été victime moi-même d'une procédure de recherche sans contrôle totalement inadmissible. J'étais à l'époque interne provisoire dans ma ville d'origine, Strasbourg. À Strasbourg existait une vieille tradition impériale germanique, selon laquelle le patron avait toujours raison.

C'est bien pourquoi, à l'époque de l'épidémie de poliomyélite, ma révolte était restée modeste et inopérante. Lorsque plus tard j'exerçai au CHU de Besançon j'eus la surprise de découvrir que, dans cette autre région, de tradition culturelle républicaine, les internes osaient parfois dire non à leur patron. En général c'était bien parce que le patron avait tort !

Toujours est-il qu'un jour, au cours de mon internat, mon patron strasbourgeois m'intima l'ordre d'expérimenter la réalisation d'images radiographiques, non avec une installation de diagnostic, mais avec un tube de radiothérapie, à 230 kilovolts. C'était techniquement complètement aberrant : les tubes de radiothérapie étaient programmés pour des traitements de plusieurs minutes ; une radiographie se réalise en une fraction de seconde – moins encore avec l'énergie énorme d'un tube de radiothérapie. D'autre part, avec ce type de tube émetteur, la protection contre l'irradiation, repose exclusivement sur le recours à un abri situé à distance, derrière une épaisse cloison plombée. Or satisfaire à l'ordre de mon patron me demandait d'ouvrir et de fermer à la main, au jugé, en une fraction de seconde, le diaphragme à la sortie du tube.

Ceci supposait de placer mes mains pratiquement au contact de la source du faisceau, là où il est le plus irradiant : de la folie. La protection, qui ne méritait même pas son nom, ne pouvait reposer que dans l'usage de gants et de tabliers plombés ; mais ceux-ci, prévus pour protéger de l'énergie d'un faisceau X de diagnostic, soit 70 ou 80 kilovolts et non 230, étaient, à l'égard d'un faisceau de radiothérapie, à peu près aussi efficaces que la feuille d'aluminium d'une tablette de chocolat. Rappelez-vous d'autre part la loi « du carré de la distance ». En plaçant mes mains presque au contact de la source, à environ cinq centimètres et non à cinquante, comme le corps du patient traité par radiothérapie, je recevais une dose cent fois plus importante que le patient.

Que croyez-vous que je fis ? J'obéis : un patron strasbourgeois était un patron strasbourgeois, et un interne strasbourgeois n'était que ce qu'il était : un interne, surtout s'il était provisoire. La moindre contradiction mettrait fin à toute velléité de carrière. Je m'exposai donc, non sans inquiétude, à cette irradiation insensée. J'eus beaucoup de chance : ce jour-là mes cellules sanguines auraient pu programmer une leucémie tardive. Jusqu'ici j'y ai échappé, de même qu'à la radiodermite qui n'eut pas été surprenante. C'était il y a cinquante-sept ans. Mon ancien patron est mort depuis longtemps.

Quant à la patiente, qui il est vrai souffrait d'un cancer, personne ne lui avait demandé son avis. Cette expérimentation si dangereuse avait-elle une utilité ? Aucune, elle ne servait et ne servit à rien.

Que chacun repose en paix.

La réglementation de la recherche

Aujourd'hui aucune expérimentation ne peut être entreprise sans l'agrément des structures éthiques de l'établissement hospitalo-universitaire : le comité de protection des personnes et/ou le comité d'éthique.

Toutes les réglementations qui encadrent aujourd'hui la recherche sont un progrès – mais parfois elles sont aussi devenues des nuisances.

Rédiger une demande de financement, préparer un projet de recherche obéissant à tous les cadres réglementaires est devenu si compliqué, et parfois si onéreux, qu'il ne saurait plus y avoir de recherche ailleurs que dans de grandes équipes structurées. C'est malheureusement se priver de beaucoup d'idées novatrices, car ces idées germent aussi dans de petites équipes dénuées de moyens.

La recherche menée à bien n'est véritablement validée qu'une fois publiée dans une grande revue, dotée d'un comité de rédaction sélectif sévère. C'est indispensable, et malgré tout pas toujours suffisant pour éviter la publication de résultats frauduleux, on l'a vu plusieurs fois ces dernières années.

La publication dans des revues internationales sélectives est devenue la règle absolue sans laquelle une carrière universitaire ne saurait dérouler ses étapes. Mais elle possède aussi ses aléas.

Ainsi, la première étape de l'action de ces comités d'experts est de vérifier dans l'immense bibliographie des publications que le sujet abordé n'a pas été déjà publié. Internet facilite énormément cette entreprise. On en est venu, devant l'abondance des publications, à ne plus scruter que les publications des cinq années, voire des trois années précédentes. Si le travail présenté répète ou plagie un résultat publié six ou sept ans auparavant, la répétition ou le plagiat risquent de passer inaperçus. Un de mes collaborateurs avait rédigé un excellent travail d'imagerie carcinologique. Quand il me le soumit, je lui dis : attention, ceci a déjà été publié, avec des images de moindre qualité bien sûr ; mais votre travail sera refusé pour manque d'originalité. Il ne le fut pas, car la revue des trois années précédentes avait été infructueuse, alors que le travail précédent remontait à six ans. Un autre de mes collaborateurs avait exploré l'apport de l'analyse de l'élasticité des tumeurs au diagnostic de malignité lésionnelle ; ce travail fut repris plus de dix ans plus tard – sans le citer. Pour un peu, on pourrait répéter les travaux de Pasteur sans faire mention de cet immense fondateur !

D'autre part l'analyse des travaux antérieurs ne s'intéresse qu'aux articles publiés dans les revues. Si c'est dans un livre original que les résultats ont été initialement présentés, les comités de rédaction n'en tiendront pas compte.

Enfin, retour dans l'éthique, ce système de filtrage par des experts suppose que ces experts soient honnêtes. Certains, et c'est évidemment très exceptionnel, ne le sont pas : ce sont des hommes. J'avais un jour présenté à une très grande revue américaine un travail d'analyse anatomique extrêmement pointu, totalement original. À ma grande déception il fut refusé. J'eus une surprise encore plus grande quand je vis une année plus tard mon travail publié, à l'aide de documents parallèles, sous le nom d'un de ces experts. C'était plus qu'un plagiat : un vol. Mais que pouvais-je faire ? On m'aurait répondu que cet expert irréprochable était parvenu aux mêmes conclusions bien avant moi et qu'en fait le plagiaire, c'était moi – alors que je présentais depuis des années mes résultats dans mes livres et mes conférences. Pour éviter cet aléa les chercheurs publient maintenant très tôt des notes préliminaires sur internet.

La « recherchite » et la désorganisation médicale

Le développement de l'imagerie a vite conduit les structures universitaires à une impasse : un service de radiologie universitaire a besoin de bien plus d'acteurs compétents que ceux que l'université est en mesure de lui allouer. Là où il faut impérativement dix ou douze radiologues, l'université créera un, rarement deux postes de professeur, et autant de postes de chef de clinique. Quelques hospitalo-universitaires clairvoyants ont milité avec succès pour la création de postes de médecins des hôpitaux plein temps. La création de cette catégorie de postes a permis le recrutement de compétences ; si bien que l'excellence universitaire des services a été maintenue grâce à des médecins non universitaires. C'est là un premier paradoxe.

Nombre de ces hospitaliers se sont engagés dans l'enseignement et la recherche sans que leurs efforts soient reconnus. Ils eussent dû être récompensés par une fonction universitaire, même transitoire, au moins pour les meilleurs. Personnellement nous souhaitions le rétablissement des postes d'agrégés libres, très peu rémunérés, limités dans le temps, qui ont été supprimés lors de la mise en place du plein-temps hospitalier. Une majorité d'universitaires s'y est opposée. Il est bien sûr possible de recourir à la création de postes de « professeur associé » ; mais ils sont budgétairement lourds et ne sont créés qu'au compte-gouttes. Il s'est donc installé une dualité de fonctions d'où naissent des jalousies et des conflits.

Certains imageurs universitaires ont bâti un complexe d'infériorité devant les succès de la recherche fondamentale dans d'autres disciplines. Ils ont décidé dans la décennie 1980-1990 que la sélection des futurs professeurs devrait se faire avant tout selon le critère de la recherche et donc de la publication dans une « revue internationale de haut niveau ». Les futurs candidats devaient de plus satisfaire à une « habilitation à la recherche ». Ainsi apparut un nouveau syndrome clinique : la « recherchite », qui s'est répandue comme une épidémie dans les milieux universitaires de la médecine.

Les futurs candidats ont donc orienté leur activité vers les créneaux qui leur permettraient de briller dans cette voie de la recherche. Si bien que l'on a assisté à l'élaboration d'un nouveau paradoxe : plus on était engagé dans la recherche, plus on avait de chance d'être nommé professeur ; mais en même temps on pouvait être conduit à négliger l'acquisition de la compétence pratique. Il faut en effet des années d'implication clinique profonde et des milliers d'examens confrontés à un solide diagnostic final pour se constituer une photothèque cérébrale de référence ; il faut une très longue expérience pour apprendre de ses erreurs et pour élaborer une sorte de signal d'alarme automatique capable de se déclencher devant les anomalies les plus subtiles. Détourner une partie de son activité de cette riche progression peut conduire, sinon à l'incompétence, du moins à une compétence limitée qui n'a pas sa place en CHU : la compétence professionnelle, pratique, clinique est justement celle qui permet de bien soigner et de bien enseigner l'art difficile de la médecine. Un bon moyen de l'acquérir était de consacrer une partie de sa formation à des remplacements de praticiens ; or cette activité s'insère de moins en moins dans la formation universitaire.

Si bien qu'aujourd'hui, avec quelques exceptions heureusement, si l'on est malade, il vaut mieux consulter un hospitalier expérimenté plutôt qu'un jeune professeur de médecine issu de la « recherchite ».

Il règne encore dans le monde hospitalo-universitaire un troisième paradoxe, qui relève d'une maladie française : la « diplômite ». De même que dans certains domaines vous ne serez pas recruté si vous ne pouvez exciper de votre qualité de diplômé de l'ENA ou de l'École polytechnique, vous n'existerez pas en CHU si vous n'êtes pas ancien interne de spécialité, ce qui exclut toute vocation tardive. Or ces vocations tardives peuvent aboutir à d'excellents niveaux de compétence, en exercice pratique comme pour l'enseignement et la recherche. J'ai été témoin de tels succès à une époque où ces vocations tardives étaient encore possibles grâce aux filières universitaires de spécialisation.

Je me suis déjà exprimé sur l'internat ; j'en ai le droit, puisque j'en suis issu. La préparation du concours dote l'esprit de connaissances et d'une agilité infiniment précieuses dans l'exercice de la médecine. Mais il n'y a pas de concours d'internat en Belgique, ni en Allemagne, ni au Canada, ni aux USA. Ces pays disposent pourtant d'excellents médecins et de brillants chercheurs. Notre institution nationale de l'internat prive les hôpitaux de compétences qui leur seraient utiles.

De plus, le lobby des internes s'est impliqué de façon très malencontreuse dans l'organisation de la médecine. Désireux de se réserver les actes les plus techniques, les internes sont parvenus, il y a une vingtaine d'années, à se réserver les carrières spécialisées. La suppression des filières universitaires de spécialisation, soutenue par quelques mandarins parisiens incapables de se projeter dans l'avenir et de voir au-delà de l'île St Louis, est responsable des pénuries actuelles de spécialistes. Il était en effet prévisible qu'un service d'ophtalmologie, pauvre en postes d'internes, ne serait capable de former, en quatre ans, qu'un ou deux ophtalmologistes ; de toute évidence il serait ainsi incapable de répondre à la demande en spécialistes. Il en va de même dans nombre d'autres spécialités, dont la mienne : lier le nombre de spécialistes au nombre des postes d'internes existant dans les CHU ne pouvait qu'aboutir à un désastre.

À l'époque la conférence des présidents de commission médicale avait été clairvoyante (ce qui n'était pas très difficile : il suffisait d'un peu de bons sens) ; elle avait prévenu les promoteurs de cette réforme du danger extrême de pénurie qu'elle engendrerait. Elle n'a pas été écoutée – c'est pourquoi on assiste à un nouveau paradoxe : on voit sur les écrans de télévisions fleurir des exhortations à dépister soi-même une menace de dégénérescence rétinienne (la « DMLA »). « Consultez sans délai en cas d'anomalie » ! enjoint cette campagne télévisée fort bien faite. Sans délai ! Quel est donc le délai moyen d'un rendez-vous chez l'ophtalmologiste ? Une année ! Merci l'internat !

Le dernier paradoxe, le voici : nous possédions dans nos CHU un excellent outil de formation des spécialistes ; et maintenant nous sommes contraints de faire venir des médecins de l'étranger, souvent moins bien formés que ne l'étaient les diplômés de nos facultés.

Cette situation a été aggravée par l'instauration d'un *numerus clausus* serré à l'entrée en faculté de médecine. Pourquoi ce goulot d'étranglement ? En raison de la théorie d'économie médicale alors en vogue, celle de la maîtrise des dépenses par la maîtrise de l'offre de soins : moins de médecins, moins de dépenses. Ensuite par la crainte diffuse d'une baisse des revenus médicaux si de trop nombreux praticiens venaient à s'installer. Cela n'est pas totalement dénué de raison : nous verrons les effets délétères de la surpopulation médicale dans certaines régions. Mais, d'un autre côté, il était évident, c'était l'un des arguments de la conférence des présidents de commission médicale contre ce projet, que le nombre envisagé des étudiants admis à commencer des études médicales ne pouvait qu'être un nombre théorique, dissocié de la démographie médicale réelle.

En effet la féminisation du corps médical allait conduire d'évidence à une pénurie générale : nombre de nos consœurs s'orienteraient vers des disciplines réclamant moins de présence ; un certain nombre d'entre elles d'autre part cesserait d'exercer quelques années pour élever leurs enfants. Pour tenir compte de cet effet démographique, il eût fallu doubler le nombre des admissions en médecine. Encore un paradoxe : la réduction du nombre des médecins, dont nous souffrons tant maintenant, n'a pas empêché des pléthores locales, avec pour corollaires des déserts médicaux ailleurs : la sacro-sainte liberté d'installation ne peut être défendue qu'en dehors des systèmes de sécurité sociale. À partir du moment où le niveau de vie des médecins dépend d'une organisation étatique, la sécurité sociale, il devient normal que celle-ci gère la démographie médicale régionale. En Allemagne, l'obtention du diplôme de médecin ne donne pas le droit de s'installer. Il donne le droit de postuler auprès de la sécurité sociale une habilitation à exercer, qui est assortie pour quelques années de l'obligation de s'installer là où la société a besoin de vous. Dans notre pays, le lobby des internes est parvenu à faire échouer tous les projets de ce type. La société rurale en paye le prix par les déserts médicaux, et la société urbaine [13] par des zones de pléthore encourageant ici et là des modes d'exercice frauduleux : non, nous n'avons pas quitté le domaine de l'éthique !

Dans ces domaines les présidents de commission médicale ont souvent été en désaccord avec la conférence des doyens : ces derniers vivent dans le monde éthéré de la recherche, environnés d'anges ; tandis que les présidents de commission médicale ont en permanence les mains dans le cambouis, et affrontent les démons de la réalité.

À force de réformes mal venues, des esprits réputés bons ont transformé le système scolaire français, qui enseignait bien la lecture, l'histoire et la géographie, en une chaîne de montage brinquebalante produisant des cancres illettrés. Hélas ! nos facultés de médecine, qui après tout ont assez bien rempli leur mission pendant des années, ont elles aussi été victimes de soi-disant bons esprits, auteurs de réformes malheureuses.

Les générations se succèdent. Apprennent-elles des erreurs de celles qui les ont précédées ? Pas souvent. Qu'il faille revoir la carte hospitalière est une évidence. Mais les projets de fermeture et de fusion de grands services d'urgence formulés actuellement (été 2013), vont probablement aboutir à des désastres similaires. Il n'est pas facile d'accueillir décemment une urgence parmi vingt autres. Quand ce sera une parmi quarante ou soixante autres, dans une sorte d'usine à urgences, l'efficacité de l'accueil ne manquera pas de se réduire. Et remodeler les services d'urgence ne suffit pas. Ils sont soutenus dans

[13] Je nuancerai un peu mon propos : les faubourgs des grandes villes connaissent aussi les déserts médicaux.

leur mission par les blocs opératoires, les départements d'anesthésie, les départements d'imagerie, les laboratoires d'analyse et les services d'hospitalisation. Toutes ces composantes hospitalières pourront-elles faire face à accroissement majeur de leurs tâches ? La réforme est un outil difficile à manier. Les réformateurs n'en ont pas toujours pleinement conscience. Ils oublient le prophète Isaïe.

Les conclusions du prophète Isaïe

Que disait donc le prophète Isaïe ?

« Malheur à ceux qui appellent le mal bien et le bien mal, qui mettent la lumière en ténèbre et la ténèbre en lumière, et placent l'amer en doux et le doux en amer. Malheur à ceux qui sont sages à leurs yeux, et intelligents devant leur face. Is. 5 :20-21

VI
Les relations avec les administrations

La centralisation

Les techniques d'imagerie réclament des moyens. J'ai relaté plus haut la course d'obstacles qu'avait représentée l'installation d'une bombe au cobalt, course d'obstacles qui se répéterait plus tard pour mettre en route l'indispensable scanner.

Grâce à notre proximité géographique et aux efforts d'un collègue plus âgé, nous eûmes des contacts réguliers avec nos collègues de l'hôpital de la Chaux-de-Fonds, en Suisse, où nous rejoignaient des collègues du CHU de Lausanne. Cette petite ville horlogère (quarante mille habitants) avait construit un très bel hôpital de 400 lits. Nos réunions scientifiques étaient suivies d'un dîner très convivial. Au cours de l'un d'eux, le syndic (ou bourgmestre) de la Chaux-de-Fonds, à qui j'avais exposé mes difficultés parisiennes et centralisatrices, me demanda :

– Combien de fois croyez-vous que nous soyons allés à Berne pour notre nouvel hôpital. ?

Je répondis, hésitant : deux fois ? La réponse était : jamais.

Quand advinrent les appareillages d'angiographie numérisée, il devint vite clair que tous les CHU, et bien des cliniques privées, devraient en être équipés, ne serait-ce que parce que cette technique permettait une économie d'irradiation.

Permettez-moi d'ouvrir ici une parenthèse : j'ai toujours estimé qu'à partir du moment où une technique s'avérait indispensable, les patients de nos élèves installés en privé devaient pouvoir en bénéficier. J'ai donc toujours donné un avis favorable à une distribution cohérente des équipements entre le secteur public et le secteur privé. Vous avez bien lu : distribution cohérente. Oui mais...

Nous postulâmes donc pour un appareillage d'angiographie numérisée. Il n'était pas question d'en acquérir un sans autorisation parisienne. Le dossier traînant et traînant encore, je montai au ministère de la santé pour défendre notre dossier. Il était, comme d'autres, entre les mains d'une consœur contractuelle désignée comme expert. Quand je pénétrai dans son bureau, j'y vis une table couverte d'épais dossiers (dont le nôtre), pesant environ un kilo chacun. J'obtins mon autorisation. Comme tous les autres CHU allaient l'obtenir. Alors pourquoi une demande d'autorisation, pourquoi la constitution laborieuse d'un dossier, pourquoi son examen ? On parle encore aujourd'hui, en 2013 de simplification administrative – tout en contribuant régulièrement à l'élaboration de nouvelles complications. Il eût été tellement simple de déterminer, pour tous les équipements lourds, un taux d'installations libres, par exemple par million d'habitants, en restreignant la présentation de dossiers aux appareils en surnombre. Faire désirer des autorisations est évidemment, pour un membre de l'administration, un moyen d'affirmer son pouvoir.

De la construction hospitalière

C'est le moment d'évoquer quelques souvenirs de la construction de notre nouveau CHU à qui fut donné le nom d'un grand honnête homme, ancien maire de Besançon, Jean Minjoz – et c'était justice, car, comme tous ses successeurs, Jean Minjoz apporta un soutien actif à notre jeune faculté.

Quel est, me direz-vous, le rapport entre l'éthique et l'architecture ? Celui qui a travaillé dans de vieux locaux biscornus, celui dont les patients véhiculés dans des fauteuils ou sur des brancards ont traversé des cours extérieures par tous les temps, celui qui, hospitalisé, a dû (c'est mon cas) supporter des chaleurs estivales torrides dans son lit, parfois en salle commune ou dans des unités de réanimation encombrées, sans la moindre intimité, celui-là sait que ces rapports sont étroits.

Quand en octobre 1966 (un lapsus typographique vient de me faire écrire : 1866 ; en vérité, était-ce 1866 ou 1966 ?) je pris mes fonctions dans notre vieil hôpital St Jacques on me dit que j'avais de la chance : j'arrivais juste à temps pour donner mon avis sur les plans du nouveau CHU qui devait ouvrir trois ans plus tard, en 1969… Nous entrâmes dans nos nouveaux murs le 1er janvier 1985.

Les Chinois construisent leurs hôpitaux en deux ans ; j'en ai le témoignage par un collègue qui va régulièrement y opérer. Nos entreprises savent travailler aussi vite – quand on le leur demande. Mais le délai moyen pour passer d'un projet à sa réalisation, dans notre pays, est de vingt ans. Parfois c'est heureux : les évolutions techniques sont rapides, pas toujours les conceptions architecturales. En 1967 notre collège professoral fut invité un soir à écouter notre architecte parisien : il tenait à nous exposer ses idées personnelles sur l'architecture hospitalière. C'est avec beaucoup de conviction que notre orateur nous fit son exposé – dérangé parfois par des gloussements issus du fond de la salle ; j'en eus l'explication quelques instants plus tard : tandis que l'orateur nous révélait l'originalité de ses conceptions architecturales... l'un de mes collègues les retrouvait, mot à mot, ligne par ligne dans un traité d'architecture hospitalière qu'il tenait ouvert devant lui. Ce plagiat éhonté n'avait pas d'importance : ce projet n'aboutit jamais – et ce fut tant mieux. En effet, le manuel d'architecture était déjà ancien, et nous n'eussions pas disposé d'un mètre carré pour abriter les nombreuses techniques nouvelles.

Il nous fallut attendre encore vingt ans. Pourquoi ce long délai ?

La lourdeur administrative ? sans doute.

Mais aussi la réorientation des crédits vers des cieux plus bleus. Allez comprendre ! Peut-être l'égyptologie pourra-t-elle nous aider à voir plus clair ? Un ami égyptologue me révéla en effet, quelques années plus tard, la teneur d'un papyrus qu'il avait trouvé en haute Égypte dans la tombe d'un scribe royal. Il s'agissait apparemment de conseils aux candidats gouverneurs. Voici ce que disaient les hiéroglyphes : « Si dans ta province, tu veux te construire un palais, assure-toi d'abord que tu es bien en cour. Avant de faire tailler les pierres, choisis un architecte qui soit proche du Roi. Et si tu veux entreprendre de la décoration, que ton sculpteur soit un familier du grand vizir ».

De toute façon, mon respect pour les architectes ne sortit pas grandi de cette conférence annonciatrice sans annonce. Il fut encore laminé par l'épisode qui suit :

Quand enfin nous eûmes rassemblé les fonds nécessaires pour la construction du local de la bombe au cobalt, il fallut trouver dans notre vieil établissement une surface adaptée. Le choix se porta sur une cour intérieure que n'occupaient que des pavés verdissants. La surface était suffisante ; mais il y avait un problème : cette cour était inondable. Le conseil d'administration fit donc appel à un architecte et à des entreprises spécialisés dans les constructions insubmersibles. Le local fut doté de portes étanches. Lors de la réception des travaux, je me permis de faire une ultime suggestion : pourquoi ne pas aménager encore un petit puisard de trente centimètres de profondeur ? Ainsi pourrait-on, en cas d'inondation, installer l'embout des pompes aspiratrices en dessous du niveau de l'eau. La réaction de l'architecte spécialiste des bâtiments insubmersibles fut véhémente : « Il était spécialiste, il savait ce qu'il faisait ; le bâtiment était et resterait hors eau ; et quand on n'y connaît rien, on se tait ». Je me tus. On n'aménagea pas de puisard. Et à la première inondation, les portes étanches restèrent effectivement étanches – mais l'eau pénétra en abondance par la tuyauterie des toilettes, un phénomène que connaissent tous les Français qui ont le malheur d'habiter dans des zones inondables. Il fallut installer des pompes, qui, faute de puisard, laissèrent quelques centimètres d'eau au-dessus du plancher.

La plus grande inondation hissa le niveau d'eau 50 cm au-dessus du sol. Les armoires électriques complexes d'un tel équipement n'avaient été installées que dix centimètres plus haut. À chaque inondation le bâtiment fut fermé, les pompiers pompèrent, le professeur de cancérologie-radiothérapie et ses collaborateurs furent mis au chômage technique et les traitements de radiothérapie interrompus. Quant à l'architecte spécialiste des bâtiments insubmersibles, on ne le vit plus. Sans doute n'aimait-il pas avoir les pieds mouillés.

Comment, puisque j'en suis aux souvenirs architecturaux, résisterais-je à l'envie d'en évoquer encore quelques-uns ? Car la route de la construction de notre CHU, tant attendu, tant espéré, ne fut pas privée d'ornières.

Le terrain choisi, à l'ouest de la ville, avait un passé agricole. Ses exploitants se savaient en terrain calcaire. Dans ce type de terrain, commun dans notre région, et qui fait la joie des spéléologues, les réseaux de dolines, de fissures souterraines et de gouffres sont omniprésents. Les paysans savent que parfois la pierraille s'effondre sous le poids d'un tracteur, ou même d'une vache. On avait donc sagement prévu la collaboration d'un éminent géologue universitaire, d'un bureau d'études et d'une société chargée de forages exploratoires. Les forages coûtent cher. On avait donc prévu de quadriller le terrain de forages distants de vingt mètres. Quand vint le moment de creuser les tranchées de fondation, une pelle mécanique vint à basculer ; il s'avéra qu'un gouffre de quinze mètres de diamètre avait eu la malignité de s'inscrire entre deux forages. Ce gouffre était profond ; il fallut étudier comment s'en accommoder ; c'était possible, aux prix d'épaisses travées de béton. Elles furent coulées, avec pour conclusion un surcoût non négligeable et huit mois de retard…

L'accès du bâtiment était orienté au Nord. Traverser son parvis pendant l'hiver franc-comtois pouvait être une épreuve pour le personnel. Que dire des consultants ? Je connaissais bien un représentant de la ville au conseil d'administration. Son fils avait fait partie du bureau d'études. À la première occasion je l'interrogeai sur ce qui était, à mon sens, une erreur conceptuelle. Il m'éclaira : l'entrée du bâtiment devait effectivement regarder le soleil ; mais une erreur avait entraîné une rotation de 180° des plans et du bâtiment. Or le terrain était en pente : retourner simplement le plan était impossible ; il eût fallu tout réétudier, tout redessiner pour s'adapter au relief. L'entrée resta donc où elle n'eût pas dû être : au Nord. Voilà pourquoi nous dûmes glisser sur le verglas et chanceler dans les bourrasques glacées. Car toutes mes propositions d'installer une galerie couverte depuis l'arrêt de bus, sur une trentaine de mètres, furent rejetées. À ceux qui douteraient d'une telle bévue, je rappellerai ce sanatorium construit dans un de nos départements d'outre mer. Il fut orienté au sud, comme au plateau d'Assy. L'architecte avait oublié que dans l'hémisphère sud, le soleil est au nord...

Le bel hôpital finit par s'élever. Notre avis ne fut jamais sollicité sur ses ultimes agencements intérieurs. C'est ainsi que nous vîmes avec stupéfaction certains services arborer des couleurs insupportables, bleu roi ou vert foncé. C'est que l'architecte avait chargé une coloriste de disposer depuis les sous-sols jusqu'à l'étage le plus élevé une succession de couleurs dégradées. À part le vaguemestre, qui se fiche des couleurs, quelqu'un va-t-il jamais dans chaque service d'étage en étage ? Évidemment non : personne ne put jamais apprécier ce savant dégradé de couleurs. Mais malades et personnels eurent, dans certains services, à faire face à un environnement coloré insupportable – jusqu'à ce que, bien plus tard, on repeigne.

Les plans avaient mûri depuis si longtemps que rien n'était vraiment prévu pour les nouvelles techniques d'imagerie : il fallut trouver des locaux, et, pour certains équipements, construire des extensions pour lesquelles, une fois de plus, l'avis des utilisateurs ne fut pas sollicité. Scanner et IRM réclament une température modérée et constante. L'architecte associa une climatisation à… des dômes en verre, pour un meilleur éclairage. Les hivers franc-comtois sont froids, mais les étés continentaux. La chaleur estivale fut telle que les dépenses de climatisation explosèrent, malgré la pose ultérieure d'un velum – grâce auquel la chaleur, diminua – la lumière aussi. Oui, c'est incroyable, mais c'est vrai.

Dès l'ouverture du nouveau corps de bâtiment, il apparut que tous les sols étaient « cloqués » – c'étaient les malfaçons les plus visibles. J'en ai eu l'explication un peu plus tard, par une relation dont le mari avait été un avocat spécialisé dans les litiges de construction. Cette personne m'apprit que beaucoup de grands groupes de BTP, choisis au moins-disant, sous-traitent elles aussi aux moins-disants ; et les moins-disants qui disent le moins sont des entreprises en difficulté, prêtes à accepter les conditions les plus défavorables. Elles sont à la recherche d'une bouée de sauvetage, mais on les dote de semelles de plomb. Pressurées, elles sont à l'origine de malfaçons dont la plupart ne peuvent répondre : elles finissent par faire faillite. Au client de se débrouiller ensuite avec les malfaçons : nous fîmes plus tard remplacer tous les sols.

Mais nous ouvrîmes enfin, vingt ans après mon arrivée à Besançon. Et enfin nos patients furent accueillis décemment. L'outil de travail était là, concentré, efficace, fonctionnel ; un progrès immense que nos patients avaient bien mérité, avec nous.

D'emblée il parut évident qu'il faudrait un jour construire un complément à ce nouvel hôpital : avec tout leur inconfort, la moitié des services restaient dans l'ancien établissement, en ville, à une distance de 7 km. Je demandai à connaître les surcoûts induits par cette existence bipolaire : car il y eut des doublons en équipements, un surcroît de personnel, des multiplications de gardes, tout un service d'ambulances, des complications pour les services ancillaires. Je ne pus jamais obtenir cette étude. Mais j'appris que certains avaient intérêt à ce qu'il y eut deux établissements plutôt qu'un seul. Le deuxième établissement fut construit – très rapidement, à la chinoise. Quand fut-il ouvert ? En 2013, vingt-huit ans après la première inauguration.

Toutes nos difficultés n'étaient pas nées, on l'a vu, dans un bureau parisien. Mais on ne s'étonnera pas que, jeune retraité, après avoir suivi de près, en commission médicale comme au conseil d'administration, la progression si difficile de tant de dossiers coincés dans les coudes des tuyauteries administratives, je fis une démarche tout à fait spéciale : j'allai voir au ministère le directeur des hôpitaux de l'époque, personnalité d'une compétence remarquable et pour qui j'avais de la sympathie : je lui expliquai qu'à mon sens les hôpitaux fonctionneraient bien mieux s'il n'y avait pas de direction des hôpitaux. Je ne crois pas l'avoir convaincu.

Déplorables antinomies

On ne saurait échapper à la logique des grandes structures : l'allocation des moyens passe par des administrations. Il est donc nécessaire d'instaurer et de préserver des relations harmonieuses avec elles. C'est possible avec de la bonne volonté, à condition qu'elle s'exprime des deux côtés. Malheureusement la formation des cadres hospitaliers imprime dans certains esprits une vue déformée de la médecine et des médecins. Un autre directeur des hôpitaux, qui par la suite est devenu un acteur économique important dans le domaine privé de la santé, avec les revenus que légitimait sa nouvelle activité, eut un jour le front de faire cette déclaration devant les présidents de commission médicale :

– Un médecin, quelle que soit sa fonction, cela vaut dix mille francs par mois, pas plus.

Rappelons que dix mille francs représentaient mille cinq cents euros : pas beaucoup plus que le salaire minimum. Cette opinion reflétait manifestement du mépris – ou de la jalousie. Après tout, les médecins sont-ils vraiment nécessaires dans un hôpital ? Et les malades ? Dès lors qu'il y a une administration[14]... Bien sûr, l'immense majorité des administrateurs hospitaliers obéit à d'autres principes que ceux-ci ; il n'est pas nécessaire de le souligner.

Mais j'ai connu une ministre de la santé, à la forte personnalité, pour qui l'activité essentielle des médecins hospitaliers était de créer un empire de lits inoccupés.

---

[14] C'est le moment de se rappeler le « principe de Peters », selon lequel le stade ultime d'une administration est l'auto-administration exclusive. Un rapport récent (juillet 2013) de la Cour des Comptes démontre que certains secteurs de l'administration française n'ont pas échappé à cette évolution.

Et chaque nouveau ministre choisit, parmi ses relations médicales, des conseillers. J'en ai connu beaucoup que leurs nouvelles fonctions transformaient en quelques jours en personnages arrogants, tandis que s'effaçait leur propre expérience des relations médico-administratives.

Oui, pour un certain nombre de cadres administratifs, le corps médical est exigeant, irresponsable, toujours prêt à réclamer des jouets coûteux et inutiles. Est-ce toujours inexact ? Il y a eu le scandale de la thermographie.

La thermographie

Fondée sur l'enregistrement des rayons infra-rouges, cette méthode de diagnostic aspirait, non à créer des images, mais à enregistrer des plages superficielles de chaleur. Les appareils de détection, issus des technologies militaires, étaient très onéreux. Leur conception reposait sur deux postulats physiopathologiques, introduits aux États-Unis.

Le premier était que, du fait d'une circulation artériolo-capillaire accrue, tous les cancers étaient « chauds ». Le second que cette chaleur, même profonde, pouvait être détectée en surface. Un radiologue de la côte Est des États-Unis, pourtant sage et expérimenté, s'enthousiasma pour cette nouvelle arme de diagnostic. Son enthousiasme fut relayé en France à la fin des années 1960 par un de mes maîtres que passionnait le diagnostic des cancers du sein.

Ceux qui utilisèrent la thermographie de façon objective se rendirent vite à l'évidence : elle était en échec dans de nombreux cas de cancer, même superficiels comme les cancers du sein : dans les tissus cancéreux peut se développer une composante histologique peu vascularisée, et donc dénuée de toute hyperthermie. Et puis même ces machines sensibles se heurtaient aux mystères de la transmission des températures à travers les tissus. La thermographie était donc aveugle à l'égard de nombreux cancers. Inversement, de nombreuses lésions inflammatoires étaient hyperthermiques, prenant le masque (supposé) de tumeurs cancéreuses. Quelques mois d'étude sérieuse dans des centres spécialisés auraient dû conduire à l'abandon de la méthode.

Oui mais... Les promoteurs de la méthode avaient été persuasifs, d'autant plus persuasifs que leurs travaux antérieurs, grâce auxquels la mammographie s'était installée dans le diagnostic des cancers du sein, étaient sérieux. De nombreux imageurs avaient acheté des machines très onéreuses. Il leur fallait amortir leurs nouveaux équipements. Ils obtinrent un remboursement de la thermographie par la sécurité sociale. Ils organisèrent des sociétés « scientifiques » de thermographie, dont chacun aspirait à devenir président ou à le rester.

Les promoteurs universitaires de la méthode n'osèrent pas reconnaître qu'ils s'étaient trompés, et qu'ils avaient trompé leurs disciples. Les vendeurs d'équipement soutinrent des revues ; ils participèrent à l'organisation de réunions d'ambition scientifique et à des sessions d'enseignement. Une intense activité pseudo-scientifique s'installa autour de la thermographie, pendant des années. Les promoteurs inconditionnels de la thermographie ne virent pas d'un très bon œil ceux qui faisaient preuve de clairvoyance. Il fallut dix ans au moins pour que la vérité soit enfin reconnue – d'autant plus que ceux qui n'avaient pas voulu investir dans les équipements techniques sophistiqués purent suivre le mouvement grâce à un nouvel instrument peu onéreux de la vérité scientifique du moment : des plaques thermosensibles qui, mises au contact de la peau, changeaient de couleur dès qu'il existait une zone hyperthermique. Le roi était nu, mais les thermographistes continuaient à lui voir des vêtements colorés.

Ce processus avait été initié pour la bonne cause : l'espoir d'un diagnostic plus précoce et plus sûr des cancers du sein. Défaillant, il s'est poursuivi pour des raisons purement financières, au détriment des budgets de santé, dans un naufrage absolu de l'éthique médicale.

Toute cette aventure n'est pas sans rappeler l'esprit du Dr Knock de Jules Romains. Les administrateurs avaient lu cet auteur ; ils furent échaudés pour longtemps quand on leur demanda de financer des échographes et des scanners.

Inversement, il faut souvent des années, malgré un environnement scientifique de valeur, pour imposer une méthode sérieuse. Ainsi en a-t-il été pour l'échographie. Pourquoi ?

Nous l'avons déjà dit, l'imagerie en coupe réclamait une refonte totale de l'abord intellectuel des images médicales. Le corps médical est, malgré ses ardentes obligations scientifiques, et malgré les apparences, très réfractaire au changement : rappelons-nous le scepticisme avec lequel les travaux de Pasteur ont été accueillis. Rappelons-nous l'hostilité des obstétriciens de Vienne à l'égard de Semmelweiss, qui voulait, quelle arrogance ! leur imposer de se laver les mains avant les accouchements.

Il se trouve qu'en France bien des domaines médicaux sont tributaires de l'environnement parisien : les ministères, les grands hôpitaux de l'Assistance publique, ou encore les académies de médecine et de chirurgie jouent volontiers un rôle d'arbitres des modes médicales.

À Paris le dossier de l'échographie fut plaidé par un médecin enthousiaste et incompétent, doté d'un appareillage dont la place légitime eût dû être une décharge. Il en résulta que, pour des années, l'échographie fut considérée comme une vue de l'esprit, et ses promoteurs sérieux comme des farceurs. Et quand enfin la méthode fut acceptée, les physiciens, qui avaient déjà érigé en domaine réservé la médecine nucléaire, tentèrent de se réserver l'échographie. Qu'on imagine les obstétriciens privés de cet instrument ! Je dus me battre jusqu'au moment où un éminent collègue, qui assumait au ministère la fonction de Directeur de la santé, me demanda de venir lui expliquer le problème. Il le comprit et renvoya les physiciens dans leurs cordes radioactives.

Au cours de la période du développement de l'échographie j'ai vécu deux expériences publiques extraordinaires. En 1973 nous étions capables de détecter des calculs vésiculaires, même chez des patients dont les voies biliaires étaient inaccessibles par les méthodes classiques (vésicule « exclue »). Les vésicules dilatées (les « hydrocholécystes ») nous sautaient aux yeux. Nous commencions à détecter la dilatation des canaux biliaires, ce qui constituait un progrès capital dans l'abord des ictères. J'inscrivis aux Journées annuelles de Radiologie, à Paris, une communication présentant ces résultats remarquables pour l'époque. Elle fut programmée à la fin d'une séance entièrement consacrée à l'imagerie des voies biliaires. Pendant deux heures nous vîmes les très beaux résultats du cathétérisme rétrograde des voies biliaires – très beaux, mais obtenus par une méthode invasive non dénuée d'effets secondaires, parfois graves. Un orateur montra comment il diagnostiquait les dilatations de la vésicule par artériographie, exploit technique qui, par le déséquilibre entre le résultat et la lourdeur du procédé, frisait le grotesque. Quand ce fut mon tour et celui de mon équipe, toute la salle se leva et quitta ses fauteuils ; je restai seul avec le président de séance et son assesseur !

La même scène se répéta l'année suivante, quand je rapportai dans la même structure nos excellents résultats dans le diagnostic des kystes et des cancers du rein. Toute la séance fut consacrée à l'artériographie. Ma communication avait été, à nouveau, programmée en fin de séance. Mais il y eut, par rapport à la séance sur les voies biliaires, une différence : l'auditoire resta quand je montai sur l'estrade. Mais la présidente de séance (qui par la suite fit confiance, elle aussi, à l'échographie) me fit des reproches véhéments pour avoir « fait perdre leur temps à des imageurs sérieux ». Actuellement l'un des dépistages les plus efficaces est celui du cancer du rein par l'échographie. Pensez-y !

L'échographie, par ses performances diagnostiques et son caractère non invasif s'inscrit parfaitement dans l'éthique médicale. Et si nos collègues français se montrèrent longtemps réticents, les travaux de mon équipe furent rapidement reconnus à l'étranger : nous fûmes appelés à former de nombreux échographistes étrangers, notamment canadiens et sud-américains. J'eus l'honneur de présider, d'abord la Fédération européenne des sociétés pour l'application des ultrasons à la médecine et à la biologie, puis la Fédération mondiale (WFUMB) – marques de confiance internationale conférées en fait à toute mon équipe. Ces fonctions furent un tremplin pour promouvoir l'échographie dans les pays émergents : elle était parfaitement adaptée aux structures médicales modestes de ces pays.

VII
L'imagerie et l'argent

Les honoraires

En principe, pour les activités médicales privées, le montant des honoraires est fixé par des accords entre la sécurité sociale et les professions médicales. Dans ce cadre légal l'évolution des honoraires médicaux suit rarement celle des prix. Or les honoraires couvrent, non seulement la contribution intellectuelle et l'habileté du médecin, son cerveau et sa main, mais aussi des équipements, souvent lourds ; il s'y associe encore d'autres frais, lourds eux aussi : loyer, salaires des personnels, assurance professionnelle, fournitures : je me souviens avec terreur de certaines factures de films, à l'époque où j'étais jeune installé en cabinet privé. Dans certaines disciplines comme la neurochirurgie, la radiothérapie ou l'obstétrique, le montant des primes d'assurance a fait l'objet d'une augmentation vertigineuse. On ne peut aborder le problème des honoraires médicaux de façon objective sans garder à l'esprit le retard important des ajustements tarifaires. La valeur attachée par la sécurité sociale à certains actes, notamment chirurgicaux, frise l'impudence.

Dans le domaine de l'imagerie, bien que les tarifs légaux ne soient pas toujours suffisants, les dépassements d'honoraires sont rares. Dans d'autres spécialités, ce conflit entre le tarif de base et les frais réels est à l'origine de la pratique de plus en plus répandue des dépassements.

De façon générale, si le dépassement reste raisonnable, inscrit, selon les termes mêmes de la déontologie, dans le « tact et la mesure », il peut se justifier – surtout si l'on garde à l'esprit les tarifs élevés, sans doute légitimes, des artisans, plombiers, serruriers ou électriciens. Il n'est pas déraisonnable non plus, dès lors que l'on aborde ce problème des honoraires et de leur dépassement, de comparer les revenus des médecins avec ceux des footballeurs et des champions de tennis ou de golf.

Ceci dit, déraisonnables et généralisés, les dépassements pratiqués par certains médecins peuvent créer pour les patients une situation intolérable.

Un autre mode d'ajustement, beaucoup plus critiquable, est la multiplication injustifiée des actes. On peut entrer là dans des pratiques frisant l'irrégularité, ou carrément la malhonnêteté.

J'en avais remarqué quelques-unes qui me choquaient particulièrement. Je décidai, avec une collègue parisienne, d'aller en entretenir le directeur national de la sécurité sociale. Il accepta de nous recevoir. Très cordial, il nous ouvrit son buffet à whisky qui n'eût pas déparé dans une boutique d'alcools fins. Il nous écouta assez distraitement. Il mit fin à l'entretien en nous disant : vous avez raison, je vais pour régler ce problème organiser une petite bouffe (sic) avec le Dr X. le Dr X était un confrère parisien, actif dans le syndicalisme médical, et que nous connaissions comme l'un des plus coupables. Nous perdîmes ce jour-là beaucoup d'illusions.

L'introduction d'une activité privée à l'hôpital public a été décidée pour attirer à l'hôpital, dans le cadre du plein-temps, les meilleurs médecins qui jusque-là favorisaient l'exercice en clinique privée. Pratiquée avec discipline et modération, dans le cadre de la réglementation, elle permet à la fois un revenu complémentaire et une contribution à l'équilibre budgétaire : les médecins engagés dans cette activité sont astreints, très légitimement, à rembourser à l'hôpital les prestations engagées par l'établissement (personnel, matériel, locaux) ; l'activité privée engage d'autre part des frais, souvent élevés, notamment pour l'assurance professionnelle, nous l'avons déjà souligné. La tentation est donc grande de sortir du cadre strict de la tarification officielle.

Un premier mode de sortie des clous est la multiplication des actes privés, bien au-delà des deux demi-journées réglementaires, ou des trente pour cent de son activité totale. Certains de mes confrères, heureusement très peu nombreux, faisaient passer en activité privée l'ensemble de l'activité de leur service, du moins pour certaines catégories d'actes. En tant que président de la commission médicale, soucieux du renom du corps médical, j'ai essayé de mettre fin à ces abus. C'était une entreprise apparemment simple : il suffisait que l'administration compare les chiffres de l'activité publique du service et ceux de l'activité privée du praticien. Ces chiffres, je ne les ai jamais obtenus, et les abus ont été pérennisés. Pourquoi cet aval d'une administration pourtant chargée de faire respecter la réglementation ? Je l'ignore.

Il nous faut revenir au problème des dépassements d'honoraires, qui refait régulièrement surface. Il met en jeu à la fois le versement d'un supplément d'honoraires, et parfois une fraude fiscale – anomalie qui peut exister aussi en clinique privée. Parfois il implique un chantage : « Sans ce dépassement, c'est mon chef de clinique ou mon interne qui vous opérera ». Si ce type de comportement existe, il n'est pas généralisé. Il y avait dans mon CHU une trentaine de médecins exerçant une activité privée. Seule une infime minorité d'entre eux étaient les auteurs d'abus dans ce domaine. C'était aussi un de mes soucis de président de commission médicale : toute la ville bruissait de calomnies imméritées sur l'ensemble du corps médical du CHU.

Pour initier une action, il fallait enregistrer une plainte. Je crus y parvenir de façon inattendue : un soir, vers 20 h 30, on sonna à la porte de mon domicile privé. C'était un gendarme qui cherchait à remettre une convocation à un voisin absent. Très vite il me dit :

– Vous êtes médecin ? Apprenant que j'étais médecin hospitalier, il se plaignit amèrement d'avoir dû verser un dessous-de-table pour obtenir qu'un chirurgien opère personnellement son épouse. Je lui expliquai que justement je m'étais attelé à la répression de telles pratiques ; je lui demandai de m'écrire, en lui garantissant que sa plainte aurait une suite. Il refusa, en m'expliquant que sa famille aurait peut-être à nouveau besoin de ce confrère indélicat ; il ne voulait pas compromettre ses relations avec lui. Il n'y eut donc pas de plainte, et les choses continuèrent de plus belle.

Dans son principe, compte non tenu des abus, l'activité privée est admissible. Mais le meilleur système sans doute est celui mis en place au Québec : pour ceux qui la souhaitent l'activité privée s'exerce en dehors de l'hôpital, dans une structure privée, un jour par semaine. Cela évite le mélange des genres.

Ceci dit, quel est le mode d'exercice hospitalier le plus profitable aux patients ? Le plein-temps avec exercice privé, grâce auquel le médecin plein temps est là en permanence ? Ou l'exercice pointillé de quelques soi-disant plein-temps, que l'on a plus de chance de rencontrer au marché qu'à l'hôpital ? Car de ceux-là, j'en ai connu quelques-uns.

La dichotomie

Ce mot d'origine grecque signifie le partage d'honoraires. Son mécanisme est le suivant : pour s'assurer la clientèle d'un confrère, le spécialiste consent à lui ristourner une partie de ses honoraires. Cette dérive ne concerne que l'exercice de ville. C'est un procédé totalement illégal ; il est heureusement resté très minoritaire : il ne sévit que dans certaines régions souffrant d'une pléthore médicale – mais il a existé : avec un de mes maîtres, j'ai suivi la triste carrière d'un confrère alsacien qui s'était installé dans une région où ce procédé malhonnête était quasi-institutionnel. Ce malheureux radiologue a toujours refusé de se prêter à ces reversements, auxquels consentaient ses concurrents ; il a donc toujours attendu des clients dans un cabinet en état de vacuité permanente, et a fini par devoir fermer son cabinet.

Et puis j'ai eu une élève personnelle, excellente échographiste, qui avait ouvert un cabinet dans la même région. Elle était honnête et n'acceptait aucune suggestion de reversement. Comme elle était aimable et compétente, elle se constitua une bonne clientèle – jusqu'au jour où un confrère concurrent s'installa dans le même quartier. Ce concurrent accueillit favorablement les propositions de dichotomie. En peu de semaines mon élève, qui elle tenait à rester dans les limites de la légalité, vit disparaître toute sa clientèle. Elle fut conduite à fermer son cabinet et à quitter la région.

Comme me l'expliqua un chirurgien qui avait exercé dans une de ces régions maudites, la dichotomie y gangrenait aussi la chirurgie : il était d'usage que, la première année de son installation, le jeune chirurgien reversât l'intégralité de ses honoraires à ses correspondants. Bien entendu, il ne restait plus un appendice en place, ni un petit kyste de l'ovaire, ni un petit fibrome utérin, une trentaine de kilomètres à la ronde. Je ne suis pas sûr que l'hyperactivité chirurgicale face à de petites lésions bénignes relevant de certaines spécialités soit un phénomène inscrit uniquement dans le passé.

Je ne ferai qu'évoquer les pratiques de certains laboratoires d'analyses biologiques dans les mêmes villes de pléthore médicale ; elles m'ont été dévoilées par mes collègues hospitaliers de ces régions. Ce sont bien sûr des calomnies irrecevables, prescrites de surcroît.

Les conseils de l'Ordre de ces régions déviantes étaient bien sûr au courant de ces pratiques. Mais comme ces pratiques n'étaient pas étrangères à certains de leurs membres…

Il existe une autre forme de dichotomie, plus bénigne, qui a sans doute disparu à mesure que la structure administrative des cliniques privées a changé. Mais, quand j'étais installé en cabinet, certains de mes correspondants me téléphonaient pour s'excuser de devoir cesser, au moins pour un temps, notre collaboration : pour hospitaliser ou opérer leurs malades, ils dépendaient des cliniques privées, dont beaucoup étaient tenues par des ordres religieux. Il venait un moment où on les prévenait, sans grande discrétion, que leurs malades ne seraient plus acceptés dans les services d'hospitalisation aussi longtemps qu'ils n'adresseraient pas plus de clients aux services de radiologie de ces cliniques. Cette attitude confine à l'illégalité ; cette forme de pression nuisait beaucoup à une concurrence loyale fondée sur la compétence et la qualité.

Tout cela, bien sûr appartient au passé. Vraiment ? J'ai lu dans le Figaro du 3 mai 2013 que certains chirurgiens orthopédiques mettent en place des prothèses dernier cri à des patients qui tireraient le même bénéfice de prothèses classiques facturées dix fois moins cher. Il existe donc bien aujourd'hui encore, dans le corps médical, des vertueux et des moins vertueux.

La corruption : les relations avec les fournisseurs

Pour rester performant, pour conserver son haut niveau universitaire, pour tenir son rang dans une saine compétition entre les centres de recherche, un service de CHU a besoin d'argent ; or le financement universitaire est quasi nul. Pourtant il est indispensable de s'abonner à des revues, d'acheter des livres, de constituer une riche photothèque, de s'équiper en informatique, d'envoyer des collaborateurs en stage pour maîtriser de nouvelles techniques, d'acheter du petit matériel : oui, sans un minimum de fonds privés, on est condamné à la stagnation.

Il existe un moyen honnête de collecter des fonds, à condition qu'avec son équipe on maîtrise un domaine de pointe : c'est l'enseignement. Organiser un cours privé très spécialisé, en demandant aux auditeurs une contribution financière, permet d'accumuler un petit capital, même s'il faut louer une salle. On peut y adjoindre une exposition technique, en demandant un droit de stand aux constructeurs de matériel – qui ne seront intéressés que si votre service est, dans son domaine d'excellence, une véritable référence, une vitrine. Dès lors que plusieurs constructeurs participent à ce type de manifestation, toute inféodation à l'un d'entre eux est évitée.

Car à cet égard il y a toujours un risque que certains ne savent pas éviter – où même qu'imprudemment ils recherchent.

J'ai souvent été invité à enseigner à l'étranger dans ce genre de cours. Les organisateurs vous remboursent vos frais de voyage et de séjour. Il m'est arrivé d'être averti que tel constructeur de matériel m'enverrait mon billet d'avion. J'ai toujours refusé : l'origine des fonds avec lesquels l'organisateur était à même de faire face aux frais de voyage de ses enseignants m'était indifférente. Mais je tenais, pour éviter toute inféodation, tout conflit d'intérêt, à ne rien devoir directement à tel ou tel fabricant. Certains collègues imprudents n'hésitaient pas à se faire inviter directement à des congrès internationaux par des industriels. Là commence la dépendance. J'avais même un collègue qui usait d'un aphorisme à la fois méprisant et imprudent ; il fallait, disait-il en parlant de l'industrie, la « traire comme une vache ». Ces « vaches » payaient volontiers des billets de première classe à ceux qui vantaient leur lait.

À partir de là risquent de s'élaborer des relations malsaines. Mais est-on en droit de condamner des soirées d'enseignement post-universitaire suivies de dîners ? Il faudrait que les médecins soient bien affamés pour qu'un repas suffise à faire changer leurs habitudes de prescription ! Les pseudo-croisières d'enseignement, la prise en charge de voyages de perfectionnement ou de pseudo-perfectionnement poseraient plus de problèmes éthiques. Car les pressions existent ; on m'a prétendu qu'elles prenaient parfois des formes inavouables, ce que je refuse de croire.

Les réactions qui entourent la prescription et l'usage des médicaments génériques ne sont pas sans susciter quelques interrogations. Un pharmacien à qui je présentais, il y a quelques années, une auto-prescription de générique à visée cardiaque me répondit avec mépris : Monsieur, dans ma pharmacie on ne trouve pas de génériques ! Une de ses collègues, à une autre occasion, me suggéra d'abandonner un générique pour une nouvelle spécialité plus efficace selon elle : il s'agissait du même médicament, dosé un peu différemment. L'argumentation pharmacologique me parut fragile. J'aimerais être sûr que les campagnes actuelles contre les médicaments génériques soient toutes parfaitement désintéressées.

Et puis il y a d'autres formes, plus franches, de corruption. J'ai à ce propos deux souvenirs personnels. Le fait même que j'aie été l'objet de tentatives de corruption montre bien que celle-ci existait à différents niveaux.

Lorsque je commençai à développer l'échographie abdominale, je pris de l'avance sur d'autres pionniers ; j'eus en effet très tôt la conviction que l'avenir était dans l'usage d'une catégorie d'appareils encore minoritaire : les appareils dits « en temps réel » ; ces appareils permettaient de voir un volume d'organes de façon suivie, vivante, dynamique, à la façon d'une radioscopie ou d'une séquence de cinéma. C'est grâce à cette technique du temps réel que l'on peut observer, par exemple, le cœur pendant la succession de ses contractions et de ses pauses, même chez un embryon. À l'opposé, la plupart des premiers appareils créaient des images statiques, une à une, à l'instar des instantanés radiographies ou photographiques. Encore « instantané » n'est-il pas le meilleur vocable : il fallait plusieurs secondes pour construire ces images qui passaient à côté de la dynamique physiologique. En raison de l'influence de l'école américaine, qui, au départ, était très attachée à ce mode d'examen, rares étaient, dans cette période des débuts (1968-1978) les constructeurs que la technique du temps réel intéressait.

J'utilisais les appareils de deux d'entre eux, un constructeur allemand et un constructeur autrichien. De temps en temps j'allais discuter avec leurs ingénieurs. Un jour, lors d'une de ces visites, on me fit entrer dans un bureau et on me présenta à un avocat... qui avait préparé un contrat pour que je devienne un conseiller officiel de la marque, payé à cet effet. Je n'ai jamais su combien on allait me proposer : je refusai immédiatement – et ne fus plus jamais honoré d'une discussion technique à l'usine ; j'échangeai dorénavant avec les ingénieurs de la marque à l'occasion des congrès médicaux.

Vieille affaire ? mais non !

Le piège qui m'a été tendu par ce constructeur d'équipement médical est exactement celui dans lequel semble être tombé un de mes collègues, qui a actuellement (2013) des ennuis avec la justice ; il semble bien qu'il ait entrepris d'assumer des activités publiques, dans le domaine du contrôle des médicaments, tout en acceptant un poste de conseiller stipendié chez le fabricant d'une spécialité pharmaceutique contestée en raison de graves effets secondaires. D'autres exemples de conflits d'intérêt apparaissent en ce temps qui se veut celui de la transparence et de l'honnêteté. J'ai été frappé d'apprendre (juillet 2013) qu'un réseau chinois de corruption pharmaceutique venait d'être mis à jour : un grand laboratoire pharmaceutique corrompait en effet et les administrations hospitalières et les prescripteurs, pour aboutir à l'utilisation hospitalière exclusive de produits plus onéreux. C'est heureusement en Chine que cela se passe ! Il n'y a rien de nouveau sous le soleil, dit l'Ecclésiaste (1 :9).

En tant que président de notre commission médicale j'ai côtoyé, dans les années 1980, un jeune directeur des hôpitaux, aux idées tranchées, qui bien entendu était énarque ; pour lui la diminution des dépenses de santé passait par une réduction drastique de l'offre de soins ; c'était, dans sa religion administrative, un article de foi majeur. L'une des expressions de cet article de foi était le refus des autorisations de scanner : réfugié dans son petit nuage obscur, il avait cette vision : pas de scanner, pas de dépenses – ce qui était complètement faux : pas de scanner, cela signifie la multiplication d'examens de substitution, moins performants, dont l'addition était finalement plus onéreuse. Soit.

Mais un jour, lors des Journées nationales de Radiologie à Paris, qui vis-je en passant devant le stand d'une grande marque d'équipements radiologiques ? Le même directeur, que le pantouflage avait conduit à l'apostasie : désormais il poussait à la vente de scanners. Ce jour-là j'ai éprouvé un grand malaise.

Un autre domaine de corruption potentielle était celui des marchés de films, dont le volume a diminué aujourd'hui grâce à la numérisation. Je convins avec les services économiques que, puisqu'on nous proposait de nouveaux produits, dont certains étaient moins chers, nous procéderions à des essais Et si les produits moins onéreux permettaient une pratique normale, évidemment nous les choisirions. Ce fut le cas. Après la conclusion du marché, j'eus la visite d'un des concurrents écartés. Il eut le front de me dire :

– J'ai compris, je ne vous ai pas fait les « bonnes propositions » – ce qui sous-entendait que son confrère victorieux les avait faites. Il fut évidemment mis à la porte, mais ses propos témoignaient d'une grande familiarité avec la corruption.

Cette atmosphère délétère baignait aussi le marché des produits de contraste, ces produits qu'on injecte pour rendre visibles vaisseaux et organes divers, en radiologie classique comme en scanographie

Ma surveillante de service devait me le confirmer : elle recevait des propositions malhonnêtes de son côté ; on essayait d'acheter son avis, supposé déterminant, par des invitations, du matériel électro-ménager, que sais-je encore ? Ces corrupteurs potentiels furent toujours éconduits, mais donc cette forme de corruption existait bel et bien.

Comme on le voit, j'emploie l'imparfait : tout ceci appartient à un passé lointain ; on ne saurait, aujourd'hui, avoir le moindre soupçon à l'égard de quiconque : chacun sait bien que l'humanité s'est foncièrement améliorée.

Alors que dire des sommes énormes que représentent les gros équipements ? Rien de mal évidemment, les modalités d'acquisition sont fixées de façon étroite par la loi dont l'application est étroitement contrôlée : comment pourrait-on la transgresser ?

Et pourtant, rappelons-nous l'affaire Urba : un système de majoration de factures avait permis d'entacher les transactions publiques dans un nombre considérable de départements, au profit d'un parti politique. La justice fut saisie. L'instruction fut minutieuse – dans un seul département, celui des Landes ; une seule personnalité politique, landaise, fut poursuivie, et paya pour toutes les autres. Ailleurs il ne s'était rien passé. Une autre affaire, du même type, mais ne concernant que les marchés hospitaliers, éclata dans le midi. Là encore, un seul hôpital, une seule municipalité fut inquiétée, dans les Bouches du Rhône. Il y eut des condamnations, mais dans ce seul territoire, alors que des faits similaires s'étaient produits dans maint endroit. J'ai connu, grâce à des collègues, un établissement dont la personne responsable des commandes était affublée du qualificatif de « M. 10 % ». 10 %, c'était le taux moyen des surfacturations dont le bénéfice était détourné. Cette personne termina paisiblement sa carrière ; elle n'habitait pas Marseille. Une fois de plus, il s'agit bien sûr d'histoires anciennes, inconcevables aujourd'hui. Vraiment ?

Je lis dans les journaux de mai 2013 les comptes rendus d'un procès en cours dans le Nord. L'inculpé profère des accusations graves, qui restent à prouver, contre son propre milieu politique, qui se financerait grâce à des marchés de matériel médical. Que disait donc l'Ecclésiaste ?

Quand j'ai commencé ma carrière, un modeste constructeur de matériel commençait la sienne. Il assura à son entreprise un développement remarquable. J'en reçus un jour, un premier janvier, un cadeau : un stylo en or. La valeur de cet instrument dépassait de loin ce qu'un médecin soucieux des règles éthiques pouvait accepter. Je le renvoyai. Apparemment je fus le seul à le faire ; mais ce renvoi renforça les relations de confiance que j'avais nouées au fil des années avec ce dirigeant d'entreprise, dont pourtant mon service était loin d'être un client fidèle. Nous fîmes valoir nos droits à la retraite à peu près au même moment. Libéré de toute responsabilité, je demandai à le voir. Je lui dis :

– Je ne veux pas de noms. Mais, en toute discrétion (c'était il y a vingt ans), je voudrais savoir si effectivement, au cours de votre longue carrière, vous avez été conduit à user de « bonnes propositions » dans vos relations avec les hôpitaux ? Il fut assez évasif. Non, il n'avait pas connaissance de procédés irréguliers généralisés. Oui, il était arrivé que des membres d'une administration hospitalière lui fissent des appels du pied lors de très gros marchés. Je crus pouvoir tirer des conclusions de ses hésitations. Je n'abordai pas le problème des financements politiques ; à cet égard il suffisait, et suffit encore, de lire les journaux.

Une anecdote encore :

J'avais mis fin depuis longtemps à mes activités quand je reçus la visite d'un de mes anciens collaborateurs. Il était scandalisé d'avoir été mis en présence de ce qu'il estimait être un cas avéré de corruption à propos d'une commande de matériel. Il avait en effet été privé de toute possibilité d'émettre un avis et ressentait un sentiment de profonde frustration ; d'abord parce qu'il s'agissait de son outil de travail de tous les jours : lui seul savait ce qu'il attendait de cet équipement. Ensuite parce que l'usage de cet outil de travail engagerait sa responsabilité : en cas de mauvais diagnostic c'est lui que poursuivraient les tribunaux, et non l'auteur administratif de la commande. Il en avait été tellement ému qu'il en pleura devant moi. Je l'écoutai en détail, non sans me rappeler que j'avais moi-même, quelques années plus tôt, nourri dans la même filière des soupçons du même ordre. Je lui promis d'essayer d'agir.

Je pus obtenir un rendez-vous auprès du président de la Cour régionale des comptes. Le président, à qui j'exposai cette affaire, me dit : « Je suis heureux que vous m'informiez, il était justement dans mes intentions d'ouvrir une enquête dans cet établissement ». En le quittant, je lui dis :

– Je ne veux pas qu'il s'agisse d'une plainte anonyme : voici ma carte avec, en quelques mots, ma demande d'enquête.

Hélas pour lui et pour l'éthique, cette personnalité fut victime, quelques semaines plus tard, d'un accident cardiaque mortel. À ma connaissance il n'y eut jamais d'enquête.

Un bon moyen de rationaliser les choix et les appels d'offres, et donc de lutter contre la corruption, est d'éviter que les décisions soient prises par une seule personne. Les hôpitaux, la plupart l'ont fait, doivent mettre en place des commissions dédiées comprenant des représentants du corps médical, des corps paramédicaux et de l'administration : commission des médicaments (dont une commission des antibiotiques et une commission des fournitures paramédicales), commission des fournitures d'imagerie, commission des équipements etc. Ces structures consomment du temps mais sont très efficaces, je l'ai vérifié dans mon établissement. Elles peuvent être à l'origine de commandes inter-hospitalières groupées. Elles permettent de définir éventuellement une politique de développement orientée vers certaines disciplines sous-équipées. Certaines directions n'y sont pas vraiment favorables, car ces commissions limitent leur pouvoir.

Faut-il, après ces quelques pages, voir le monde de la santé comme un domaine nauséabond où sévit une corruption généralisée ? Évidemment pas. Il ne faudrait surtout pas oublier cette grande armée de soignants dévoués, travaillant dans des conditions difficiles pour des salaires modestes, et ne comptant ni ses efforts ni ses heures ; ni ces administratifs assidus toujours prêts à apporter leur aide aux soignants. Simplement le monde de la santé fait partie du monde. Comme dans tous les secteurs d'activité, il a ses vertueux et ses pervers, qui sont une minorité. « Tu ne jugeras pas, car tu seras jugé », a dit Jésus (Mt. 7 :1). Les Maîtres du Talmud assurent que chaque humain est créé avec un penchant pour le bien et un penchant pour le mal. À lui de choisir, c'est la noblesse du libre arbitre. Avant Jésus Hillel l'ancien avait enseigné : « Ne juge pas avant de t'être trouvé dans la même situation » (P. Av. 2 :5) : ne pas pécher quand on n'est jamais tenté n'est pas difficile. C'est pourquoi les mêmes Maîtres, après une longue discussion, ont décidé que le mérite du grand pécheur pleinement repenti est plus grand que celui du juste qui n'a jamais péché (B. Sanh. 99a).

VIII
Conclusion éthique et magique

Ce livre n'est pas, on l'a vu, celui des grands principes. C'est par la longue route des souvenirs qu'il a abordé les problèmes éthiques auxquels sont confrontés médecins et imageurs médicaux. Il n'est pas nécessaire de faire des études spécialisées pour satisfaire les principes de l'éthique. Quelques principes simples permettent de ne pas franchir les frontières de la bonne pratique.

Il se trouve que la Bible égrène ces principes dans des versets que j'ai dénommés dans un de mes livres [15], les « versets magiques ». Je me permettrai de les rappeler ici, car ces versets sont les fondements même de l'éthique républicaine – ce qui n'est pas étonnant : d'abord parce que la pensée et la tradition biblique inspirent depuis deux millénaires cette civilisation judéo-chrétienne qui est tout simplement devenue notre civilisation occidentale dont nous pouvons être si fiers ; ensuite parce que la plupart des grands législateurs de la Révolution avaient été les élèves des Jésuites, qui en enseignaient les principes. Cette plongée dans ces textes antiques de référence suit un chemin civil et laïque ; elle est bien entendu dénuée de tout sectarisme religieux.

---

[15] *L'Éthique juive en dix Paroles*, Éd. MJR Genève 2006

Voici ces versets magiques :

a) L'Homme a été créé « à Notre image et à Notre ressemblance » (Gn. 1 :26). Cette image biblique est susceptible de gouverner notre activité médicale, que nous soyons croyants ou athées. Elle cristallise simplement l'éminence de la nature humaine ; elle lui confère une dignité essentielle. Il nous appartient donc, en tant que médecins, de tout faire pour préserver la dignité humaine, si souvent compromise par la maladie ou par la déchéance de l'âge. Cela va de l'accueil des patients aux conditions de l'hospitalisation ; de la dispensation des soins au contournement de l'écueil de l'acharnement thérapeutique.

Il est remarquable que le Bibliste associe l'animal à cette dignité essentielle. C'est ce que nous dit l'Ecclésiaste : « Considérés en eux-mêmes les hommes sont comme les animaux ; car telle est la destinée des fils d'Adam, telle est la destinée des animaux. Leur condition est la même, la mort des uns est comme la mort des autres ; un même souffle les anime ; la supériorité de l'homme sur les animaux est nulle, car tout est courant d'air... Qui peut savoir si l'esprit des fils d'Adam monte en haut, tandis que le souffle des animaux descend vers la terre ? » (Eccl. 3 :19-20).

Il nous appartient donc de préserver la dignité de l'animal dans nos indispensables expérimentations.

b) Voici le second « verset magique », dans lequel tous les médecins se reconnaîtront :

« Qui détruit une vie, cela lui est imputé comme s'il avait détruit un monde entier ; et qui sauve une seule âme, cela lui est imputé comme s'il avait sauvé tout l'Univers », B. Sanh 37a.

Lorsqu'on se trouve confronté à la fin de vie et à l'acharnement thérapeutique, le principe de dignité et le principe de préservation absolue de la vie peuvent se trouver en conflit. C'est l'éthique qui doit gagner, et c'est pour ce genre de situation que l'activité des comités d'éthique est précieuse.

c) Troisième verset magique :

« Tu aimeras ton prochain comme toi-même », Lév. 19 :18.

Ce verset est d'abord le verset de la compassion. Il contribue aussi à la préservation de la dignité. Il est enfin un verset d'égalité : dès lors qu'on doit aimer l'Autre « comme soi-même » on ne saurait éprouver à son égard un sentiment de supériorité. De plus, cet Autre est *comme* soi-même. Il n'est pas soi-même ; il convient donc de l'accepter avec sa différence, physique ou spirituelle. Nous médecins, nous le savons bien, nous devons donner nos soins à tous ; nous devons rester humbles et ouverts, sans aucune arrogance, même si notre profession, notre expérience, notre savoir peuvent nous donner parfois l'illusion que nous sommes placés sur un piédestal.

d) Voici le quatrième verset magique :

« Ne te tiens pas debout sur le sang de ton prochain, (ce que d'aucuns traduisent aussi : « Ne sois pas indifférent devant le sang de ton prochain »), Lév. 19 :16.

C'est là une injonction à l'assistance à la personne en danger, tout de suite et partout, que ce danger soit moral ou physique. La demande d'assistance peut être subtile : il faut savoir identifier, dans le discours ou dans les silences du patient, ce qui est peut-être un appel au secours face à un trouble qu'il n'ose préciser. Nous retrouvons là l'axiome : « Le malade a toujours raison ». Cette raison est parfois ténue, subtile, occultée. À nous de prendre le temps de la reconnaître, comme nous reconnaissons une anomalie subtile, cachée, dans un coin de notre image médicale.

e) Voici enfin le dernier de nos versets magiques :

« N'insulte pas un sourd et ne place pas d'obstacle sur le chemin de l'aveugle » : Lév 19 :14. Nous retrouvons ici la préservation de la dignité de l'homme, et en particulier celle du handicapé.

Mais ce verset est aussi une injonction à éviter toute forme de dissimulation : nous devons expliquer au patient, avec prudence et compassion, son état ; nous ne devons pas lui cacher les difficultés du traitement que nous lui proposons ; mais nous nous souviendrons aussi que parfois un mensonge peut contribuer à l'espérance et donc relever de la compassion et de la préservation de la dignité.

Il nous appartient aussi, et c'est obligatoire maintenant, de demander au patient son accord avant d'engager toute procédure de recherche, même si elle ne représente qu'une analyse des dossiers médicaux.

Ce principe de transparence s'adresse aussi à toutes les formes de corruption que, malheureusement, nous avons eue à évoquer.

Nous pourrions encore proposer ici de nombreux principes éthiques. Mais notre propre expérience est qu'avec ces seuls

« versets magiques », ces cinq principes antiques, le médecin est armé pour trouver une solution éthique à tous les problèmes auxquels son activité le confronte. Inversement, si nous prêtons attention aux dérives de la médecine totalitaire, nous verrons qu'elle piétine l'ensemble de nos versets magiques.

Mes consœurs et confrères imageurs, toute cette anatomie fine que nous révèlent nos écrans, le cœur fœtal qui bat, les contours de la queue du pancréas, la façon dont branchent les bronches, la forme délicate des ventricules cérébraux, le flux coloré du sang dans les carotides, les contours d'une petite hernie discale, ceux d'une minuscule métastase dans le foie, oui, toutes ces images, que nos grands-pères étaient incapables d'imaginer, ne relèvent-elles pas d'une sorte de magie ? Et voici que l'éthique elle-même nous apparaît dans des « versets magiques » !

Alors, nous qui « sondons les reins et les cœurs », soyons magiques, de plus en plus magiques !

Santé et Médecine

aux éditions L'Harmattan

Dernières parutions

RÔLE (LE) DES SOINS PALLIATIFS – Nouvelle édition
Geschwind Herbert
A la préoccupation de traiter la maladie, la médecine se soucie aujourd'hui d'apporter des soins aux mourants, à partir d'unités spécialisées en Soins Palliatifs. L'intérêt scientifique pour les moyens de guérir s'est déplacé vers la recherche des voies les moins traumatisantes du mourir. Parmi elle, l'euthanasie et l'assistance au suicide se sont révélées les plus sujettes à réflexions et débats. Ainsi se posent les questions de la «méthodologie» du mourir et celle de l'organisme ou de la personne chargée d'exécuter cette décision.
(Coll. Questions contemporaines, 26.00 euros, 262 p.)
ISBN : 978-2-343-00170-8, ISBN EBOOK : 978-2-296-53107-9

RISQUE (LE) BIOLOGIQUE – Une approche transdisciplinaire
Panoff Jean-Michel - Préface de Jean-Louis Le Moigne
Faut-il être biologiste ou biotechnologue pour avoir le privilège d'étudier le risque biologique ? Juristes, sociologues, théologiens, paysans, historiens, psychologues nous avertissent : la biologie, avant tout science des «yeux», glisse insidieusement vers une science des «mains», de l'étude de la vie vers la manipulation du vivant. Voici une construction d'une pensée complexe autour de la question du risque biologique, question qui nécessite urgemment d'être collectivement posée.
(Coll. Sociologies et Environnement, 38.50 euros, 388 p.)
ISBN : 978-2-296-99846-9, ISBN EBOOK : 978-2-296-53233-5

GYNÉCOLOGIE (LA) OBSTÉTRIQUE POUR LE GRAND PUBLIC
100 questions de femme
Badji Cheick Atab - Préface de Awa Niang Fall
Cet ouvrage apporte cent réponses à cent questions que les femmes se posent le plus souvent et qu'elles aimeraient poser à leur gynécologue sans en avoir toujours l'occasion ou le courage. Également destiné aux hommes, il leur permet de ne plus être exclus de l'intimité des femmes et de jouer pleinement leur partition dans cette grande aventure qu'est le couple...
(Coll. Harmattan Sénégal, 17.00 euros, 178 p.)
ISBN : 978-2-296-54900-5, ISBN EBOOK : 978-2-296-53228-1

GREFFES (LES) D'ORGANES : UNE NOUVELLE FABRIQUE DU CORPS
Kreis Henri - Préface du Pr Jean-Michel Dubernard
L'histoire de la fabrique du corps n'a été entreprise que dans le but de guérir ce qui ne pouvait l'être par la médecine alors disponible. L'idée était simple mais n'a

pu s'accomplir, jusqu'à ce jour, que par une transgression des mécanismes vitaux de l'être humain et qu'en ravivant ses angoisses eschatologiques. Sa réalisation a mis en question l'altruisme, le rôle du politique et de l'administration, les luttes de pouvoir, la collusion avec l'industrie pharmaceutique, l'éthique médicale...
(Coll. L'Éthique en mouvement, 25.50 euros, 260 p.)
ISBN : 978-2-343-00027-5, ISBN EBOOK : 978-2-296-53102-4

IMAGERIE (L') MÉDICALE
La fabrique d'un nouveau malade imaginaire
Briois Vilmont Laurence
La découverte des rayons X par le physicien Roentgen (1895) génère un bouleversement dans le monde médical : sans effraction cutanée, les intérieurs du corps humain vivant sont rendus visibles. Les techniques d'exploration prennent un essor considérable, devenant un outil diagnostique indispensable mais d'un usage dont la banalisation risque d'en négliger la réflexion. Le corps devenu mathématisable à la culture numérique appliquée aux images ne doit pas nous faire oublier la dimension humaine.
(Coll. Sciences et Société, 17.00 euros, 172 p.)
ISBN : 978-2-336-29284-7, ISBN EBOOK : 978-2-296-53222-9

À TOI QUI VA NAÎTRE
Ladjointe Xavier
Ils vivent ensemble et filent le parfait amour. Elle tombe enceinte. Il est tellement heureux qu'il commence à filmer leur vie pour leur futur enfant. Et puis il tombe sur ce concours de films. C'est alors qu'une autre grossesse inattendue d'un tout autre genre se déclare... Une grossesse cinématographique filmée ! Ce film est le premier docu-ciné prénatal de l'histoire du cinéma !
(20.00 euros)
ISBN : 978-2-336-00807-3

CURRICULUM MORTIS
Monier Lionel
Le temps d'un soin dit « de conservation ». Nous suivons les gestes d'un thanatopracteur au cours de son travail. À chaque étape, une question. Autant de chapitres au cours desquels nous partons à la rencontre d'interlocuteurs qui tentent d'y répondre. Un voyage au pays de la mort, afin de cerner la place que notre société accorde à ses morts, mesurer l'évolution des rapports que les vivants entretiennent avec eux, éclairer les liens fondamentaux qui unissent le vivre au mourir.
(20.00 euros)
ISBN : 978-2-336-00781-6

QUESTION (LA) DE L'EUTHANASIE
La loi Léonetti et ses perspectives
Hacpille Lucie - Préface de Jacques Ricot
L'émergence de la question de l'euthanasie est née dans le contexte de la bioéthique et des droits des patients. Dans cet ouvrage l'auteur choisit une approche herméneutique à partir des témoignages de personnes faisant l'expérience de

situations existentielles extrêmes que sont la maladie grave, les handicaps lourds, mais aussi les expériences d'otages ou de rescapés des camps de concentration.
(21.00 euros, 214 p.)
ISBN : 978-2-336-29082-9, ISBN EBOOK : 978-2-296-51545-1

ASSISTANCE (L') MÉDICALISÉE POUR MOURIR
Les soignants face à l'humanisation de la mort
Nkulu Kabamba Olivier
Depuis quelques années, les médecins sont confrontés à une demande croissante des patients en fin de vie réclamant que leur mort soit hâtée. Chaque sollicitation de l'aide médicale pour mourir place les soignants devant la problématique de l'humanisation de la mort qui, elle, engage de leur part la question fondamentale du «comment faire pour bien faire ?».
(Coll. Sciences et Société, 28.00 euros, 278 p.)
ISBN : 978-2-343-00065-7, ISBN EBOOK : 978-2-296-52986-1

UNE ÉTHIQUE POUR LE MALADE
Pour dépasser les concepts d'autonomie et de vulnérabilité
Benezech Jean-Pierre
L'éthique traditionnelle se fonde sur l'»autonomie» du sujet. Notre époque, elle, plébiscite la dimension de «vulnérabilité». Les soignants articulent souvent leur discours éthique sur ces thèmes. Mais pour une personne malade, ces deux concepts ne peuvent convenir pour construire une vie qui fait sens. Aussi, l'auteur propose le concept de la «personne étayée». Cette éthique originale constitue un nouveau paradigme, à rebours des valeurs antérieures, pour que chacun tente de tracer une vie « la moins mauvaise possible».
(Coll. Sciences et Société, 17.50 euros, 182 p.)
ISBN : 978-2-336-00857-8, ISBN EBOOK : 978-2-296-51645-8

LAZZARO SPALLANZANI (1729-1799)
Le père de la biologie médicale expérimentale
Lamendin Henri - Préface de Jean-Guy Ferrand. Préface du Docteur Robert Sire
Henri Lamendin retrace le parcours de Lazzaro Spallanzani, peu connu de la médecine contemporaine, pourtant considéré comme l'un des pères de la biologie expérimentale. En effet, il fut l'un des premiers à avoir démontré ses dires après les avoir éprouvés dans une série d'expériences. Voici dressé un portrait juste et équitable d'un chercheur hors normes, qui a légué à la médecine une oeuvre dont la valeur n'a d'égale que la rigueur.
(Coll. Médecine à travers les siècles, 14.00 euros, 140 p.)
ISBN : 978-2-343-00129-6, ISBN EBOOK : 978-2-296-51591-8

ECLAIR CARMIN
Batteault Rémy
«J'ai connu Isabelle à la maternelle. Atteinte d'une maladie rare, elle devient peu à peu aveugle. En effet, un stress trop grand ou un effort physique trop intense provoque une hémorragie oculaire, qui se traduit visuellement par un éclair carmin qui brouille sa vision. À chaque nouvelle attaque, sa vue baisse de manière

irrémédiable. (...) Comment vivre la «malvoyance» lorsqu'on a 36 ans, comment le parcours de vie est-il modifié ? Quel est le regard du monde extérieur ?» (Rémy Batteault).
(20.00 euros)
ISBN : 978-2-336-00776-2

HANDICAP ET CITOYENNETÉ
Quand le handicap interroge le politique
Bruchon Yves
«Et si le handicap nous aidait à réinventer le lien social ?» La question du handicap est celle de la démocratie ; la question du handicap est, centralement, politique comme en témoigne le fonctionnement de la dialectique droits de l'homme – droits du citoyen dans la problématique du handicap. Sans faire une histoire du handicap et sans prétendre donner des indications pour une politique du handicap, cet ouvrage donne quelques outils pour comprendre.
(18.00 euros, 172 p.)
ISBN : 978-2-296-99831-5, ISBN EBOOK : 978-2-296-51533-8

RECHERCHE (LA) SUR LES CELLULES SOUCHES
Quels enjeux pour l'Europe ?
Altavilla Annagrazia - Préface de Jean-François Mattei ; postface de Adriana Ceci
Les enjeux liés à l'utilisation des cellules souches sur un plan scientifique, éthique, juridique, économique et de société sont nombreux. Ce livre présente l'état le plus actuel des connaissances et des débats éthiques à ce sujet et nous livre l'étendue des évolutions scientifiques et des changements juridiques déterminés par les espoirs placés dans la médecine régénératrice.
(Coll. Ethique et pratique médicale, 57.00 euros, 682 p.)
ISBN : 978-2-336-29022-5, ISBN EBOOK : 978-2-296-51469-0

CLOU (LE) DE GIROFLE EN MÉDECINE BUCCO-DENTAIRE
Gros Gilles - Préface du Docteur Xavier Riaud
Partant du clou de girofle et de ses dérivés, Gilles Gros nous propose un parcours original au sein de l'histoire de l'art dentaire. Par ses réflexions philosophiques, il parvient avec brio à montrer comment les chirurgiens-dentistes se sont de plus en plus éloignés de la magie, de l'empirisme et de la contingence pour s'ancrer définitivement, au XXe siècle, dans l'univers de la rationalité.
(Coll. Médecine à travers les siècles, 13.00 euros, 116 p.)
ISBN : 978-2-343-00068-8, ISBN EBOOK : 978-2-296-51499-7

L'HARMATTAN ITALIA
Via Degli Artisti 15; 10124 Torino

L'HARMATTAN HONGRIE
Könyvesbolt ; Kossuth L. u. 14-16
1053 Budapest

L'HARMATTAN KINSHASA
185, avenue Nyangwe
Commune de Lingwala
Kinshasa, R.D. Congo
(00243) 998697603 ou (00243) 999229662

L'HARMATTAN CONGO
67, av. E. P. Lumumba
Bât. – Congo Pharmacie (Bib. Nat.)
BP2874 Brazzaville
harmattan.congo@yahoo.fr

L'HARMATTAN GUINÉE
Almamya Rue KA 028, en face du restaurant Le Cèdre
OKB agency BP 3470 Conakry
(00224) 60 20 85 08
harmattanguinee@yahoo.fr

L'HARMATTAN CAMEROUN
BP 11486
Face à la SNI, immeuble Don Bosco
Yaoundé
(00237) 99 76 61 66
harmattancam@yahoo.fr

L'HARMATTAN CÔTE D'IVOIRE
Résidence Karl / cité des arts
Abidjan-Cocody 03 BP 1588 Abidjan 03
(00225) 05 77 87 31
etien_nda@yahoo.fr

L'HARMATTAN MAURITANIE
Espace El Kettab du livre francophone
N° 472 avenue du Palais des Congrès
BP 316 Nouakchott
(00222) 63 25 980

L'HARMATTAN SÉNÉGAL
« Villa Rose », rue de Diourbel X G, Point E
BP 45034 Dakar FANN
(00221) 33 825 98 58 / 77 242 25 08
senharmattan@gmail.com

L'HARMATTAN TOGO
1771, Bd du 13 janvier
BP 414 Lomé
Tél : 00 228 2201792
gerry@taama.net

623880 - Octobre 2015
Achevé d'imprimer par

1livre.com
du rêve à la réalité !